ZHONGYISIQIU

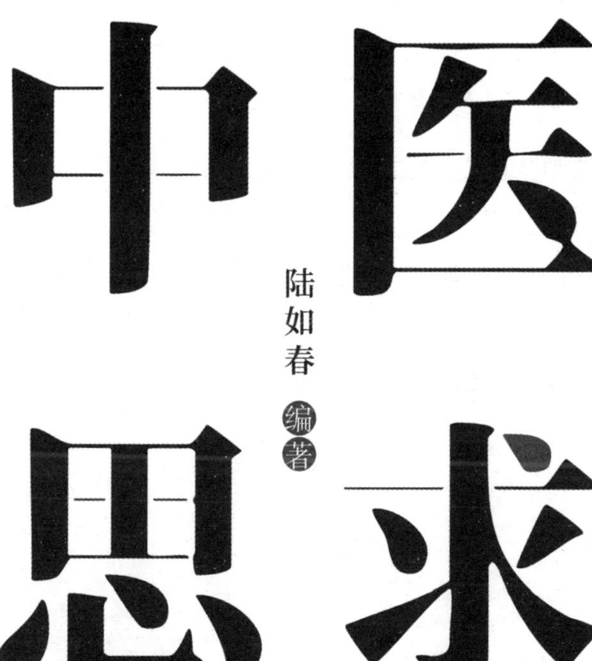

中医思求

陆如春 编著

华龄出版社
HUALING PRESS

责任编辑：梅　剑
责任印制：李未圻

图书在版编目（CIP）数据

中医思求/陆如春编著.—北京:华龄出版社,2021.4
ISBN 978-7-5169-1821-0

Ⅰ.①中… Ⅱ.①陆… Ⅲ.①中医学－研究 Ⅳ.①R2

中国版本图书馆CIP数据核字(2021)第000815号

书　　名：中医思求
作　　者：陆如春　编著

出版发行：华龄出版社
地　　址：北京市东城区安定门外大街甲57号　邮　　编：100011
电　　话：010-58122255　传　　真：010-84049572
网　　址：http://www.hualingpress.com

印　　刷：武汉市籍缘印刷厂
版　　次：2021年7月第1版　2021年7月第1次印刷
开　　本：880mm×1230mm　1/32　印　　张：9.25
字　　数：199千字
定　　价：58.00元

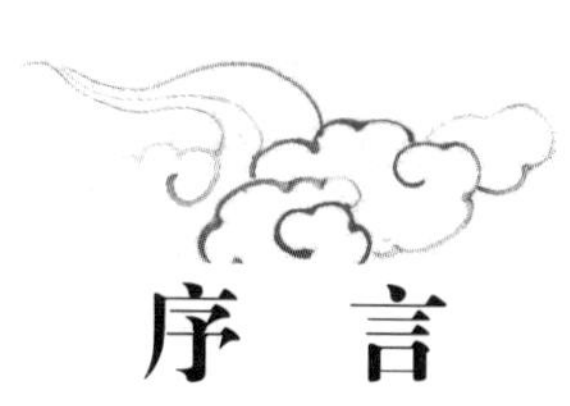

序　言

仲景先师曰："观今之医，不念思求经旨，以演其所知。"批斥有业医者，不坚持研习典籍精义，以丰富其所学。千古垂训，当引以为诫！

陆君如春，家学渊源，才思敏捷，潜心医道，精勤不倦，数十寒暑，博极群书，学养深厚，临证有年，经验丰富。于探赜中医学术之奥理，求索诊治疾病之妙法，颇有心悟。有感于仲景之告诫，奉医贵思求之意，筚路蓝缕，奋力编撰，荟萃其多年治学从医之所得，撰成《中医思求》之鸿篇，感佩之至！

医道精深而广博，如何做到有识见、明医理，问疾诊病心中了然，殊为不易。古之圣者，论述繁富，今人之著书立说纷纭，各抒己见，各具特色，初习医者望洋兴叹，莫可适从。唯陆先生此书，为习医者指明了从启蒙入门以至登堂入室之光明途径，需要攻读的典籍和务须掌握的医理与技术，堪称上乘之作。

医之典籍，汗牛充栋，毕其一生，也未能读其万一。本书则胪列必读之书《黄帝内经》等等，并指出要研读的重点和奥旨微义。于习医者必备之脏腑枢机、阴阳五行法则、病因病机原理、五脏六腑、卫气营血诸辨证之基本概念，察色按脉、望闻问切之微义，皆辨析述要，阐论深刻，指点迷津。对经方今方的应用，条分缕析，易学易用。中医之学说，是历代众多医家传承发展的结晶。本书则列举其中最具代表性者，阐发其学说精髓和独到的遣方用药法式。诸如张元素脏腑用药法象，李东垣甘味药妙用和脾胃学说，叶天士痰诸法等，示人以启迪。书末还献出自己宝贵的辨证用药经验。全书采博用精，立论精当，见解独到，说理明晰，语言平实而精炼，习医者如能研读之、习用之，自是一位明医，持之以恒，定当成为一位名医。

景慕陆先生弘扬国粹之志存高远，呕心沥血，开兹后学之良苦用心，书将剞劂，不揣浅陋，约弁数言，以为序。

中医古籍出版社原社长、总编辑

刘从明

2021年3月于北京

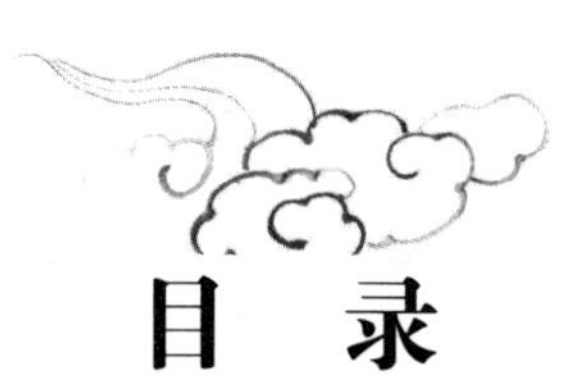

目　录

第三章　病机病证 / 074

第一章 《黄帝内经》概说

《黄帝内经》是我国现存医学文献中最早的一部典籍，它总结了春秋战国时期的医学成就和临床经验，并吸收了秦汉以前有关天文学、历算学、生物学、地理学、人类学、逻辑学以及古代哲学等多种学科的重要成就，确立了中医学的理论原则，创立了独特的理论体系，从而成为中医学发展的理论基础和源泉。而且，这一理论体系至今仍卓有成效地指导着中医的临床实践。

一、成书的历史及沿革

现存《内经》包括《素问》和《灵枢》两部，每部各八十一篇，共一百六十二篇。晋代皇甫士安《甲乙经·序》曰：“《黄帝内经》十八卷，今《针经》九卷，《素问》九卷，即《内经》也。”

书名《素问》的含义，解释颇不一致，宋代林亿《新校正》引全元起注云：“素者，本也。问者，黄帝问岐伯也。”故中医又称岐黄之术概莫于此。该书由于战国秦汉之际，战乱频繁，流转至唐代，早已损残，散失不全，正如唐代王冰在次注《素问》时说：“世本纰缪，篇目重叠，前后不论，文义悬隔。”王冰就是在这种情况下，进行了编次和注释。现在通行的《增广补注黄帝内经素问》，就是经王冰收集整理，重新编次为二十四卷，并经林亿等校正而流传至今。张景岳对王冰增补《内经》说："虽赖有启玄子之注，其发明玄秘尽多，而遗漏亦复不少。"又说"《灵枢》未注，皆不能无遗憾焉"。

《灵枢》又名《灵枢经》《针经》等。"灵枢"的含义，解释也不一致。马莳谓"灵枢者，正以枢为门户，阖辟所系，而灵乃至神至玄之称。此书之切，何以异是"。张介宾则认为是"神灵之枢要，是谓灵枢"。然而不少学者认为王冰之所以更名《灵枢》，可能是根据《隋书·经籍志》"九灵"之目，结合道家的"玉枢""神枢"诸经的名称而更名的，所以上述"神灵""枢机"之义，恐未必符合王氏更名之本意。正如日人丹波元胤说："今考《道藏》中，有《玉枢》《神枢》《灵轴》等之经，而又收入是经，则《灵枢》之称，意出于羽流者欤！"羽流，即道士的别称。

《灵枢》在一个很长的时期亡佚不传，现在通行的《灵枢经》，是南宋绍兴二十五年，史崧"校正家藏旧本《灵枢》九卷，共八十一篇，增修音释，附于卷末，勒为二十四卷。庶使好生之人，开卷易明，了无差别"，刊印流传至今。

二、成书的时代及作者

历代不少史学家和医学家们对《内经》编纂成书的时代进行了考证，一般认为当在先秦战国，但也有认为是西汉时代的作品。

《内经》成编于战国，明、清以来的学者多倾向于此说。

如明代方以智《通雅》说："谓守其业而浸广之，《灵枢》《素问》也，皆周末笔。"又如清代魏荔彤《伤寒论本义·自序》说："轩岐之书，类春秋战国人所为，而托于上古。"轩岐之书，这里即指《内经》。

另一种学术观点认为，《内经》成编于战国至秦汉之间。如宋代司马光《传家集·书屋》说："谓《素问》为黄帝之书，则恐未可，黄帝亦治天下，岂终日坐明堂，但与岐伯论医药针灸耶？此周、汉之间，医者依托以取重耳。"说《内经》成书于战国至秦汉的看法，不是没有道理的，因为自《内经》成编以后，一方面是"代有亡失"，另一方面是不断地得到补充，因而秦、汉之时增补的内容肯定是有的，直至唐代王冰次注《素问》时，还用朱笔增添了不少内容，最明显的如《素问》中的七篇大论，就是王冰补入的。正如章太炎先生说："《素问》以至汉末……因革损益亦多矣。"这里所谓的"损"，就是亡失；"益"，就是增加、补充。由此肯定了《内经》中的主要内容出自战国，并自秦汉以来，代有补充，但据近人多方考证，将其汇集编纂成书可能是在西汉初。

《内经》的作者，书名冠以"黄帝"。关于黄帝，过去许多的史学家都把他说成是古代的一个帝王，例如《辞海》说："传说中中原各族的共同祖先，姬姓，号轩辕氏、有熊氏。少典之子。"实际上，黄帝并非一个人名，它原是我国原始社会末期的一个氏族。这个氏族原先居住在我国的西北方，据《中国通史简编》记载："据传说，黄帝曾居住在涿鹿（河北宣化鸡鸣山）地方的山湾里，过着往来不定迁徙无常的游牧生活。后来打败九黎和炎帝族，逐步在中部地区定居下来。”到了春秋时候这个民族又称“华族”，这就是中华民族始祖，也就是汉以后所谓的“汉族”的祖先。根据河南省渑池县仰韶村新石器时代晚期遗址所发现的石器、骨器、陶器等文物来看，上述说法基本是正确的。

正因为黄帝氏族是华族的始祖，它的文化对华族的发展有重要影响，所以历代人们都以自己是黄帝子孙为荣，而且追本溯源，也把一切文物制度都推源到黄帝，托名为黄帝的创造。可见《内经》书名冠以“黄帝”，仅是托名，是为取得社会上重视。正如《淮南子》说：“世俗之人，多尊古而贱今，故为道者，必托之于神农、黄帝而后能入说。”根据历代学者的考证，“认为并非出自一人之手，一时之言”。近代学者龙伯坚《黄帝内经概论》在元朝吕复《沧州翁传》中引吕复的话说：“《内经·素问》，世称黄帝、岐伯问答之书，及观其旨意，殆非一时之言，其所撰述，亦非一人之手。”

所以，《内经》一书，是经过漫长的朝代变迁，日臻其要，由于代远年湮，“其中简脱文断，义不相接者，搜求经论所有，迁移以补其处；篇目坠缺，指事不明者，量其意趣，加字以昭其义”。（唐代王冰《黄帝内经素问注》）

总之，历代对《内经》的研究，采用注释、校勘、分类等各种不同方法，做出不少成果，给后人留下了许多有价值的资料。

三、《内经》理论体系及主要内容

《内经》的成编，开创了中医学独特的理论体系，奠定了中医学发展基础。根据医药学的发展规律，以及《内经》

理论内容推断，形成这一理论体系的客观基础，是以古代的解剖知识为基础，古代的哲学思想为指导，通过对生命现象的长期观察、医疗实践的反复验证，逐步形成人与天地、自然万物，及生命变化规律整体恒动的综合理论。

《黄帝内经·素问》简称《素问》，主要论述摄生、阴阳五行、脏象、病因、病机、诊法、治则及运气类。书中强调“天人相应”的整体观念，提出“法于阴阳，和于术数，食饮有节，起居有常，不妄作劳”，强调“虚邪贼风，避之有时，恬淡虚无，真气从之，精神内守，病安从来”的预防思想。除了天人相应论，贯穿全书的主要理论还有阴阳平衡论、邪正盛衰论，这些理论具有重要的临床指导意义。

《黄帝内经·灵枢经》简称《灵枢经》，与《素问》相似，在基础理论和临床方面，两书互为补充，各有阐发；在经络针灸方面，本书较《素问》丰富翔实，故有《针经》之称。全书八十篇，具体论述阴阳五行原理、脏腑功能、经络腧穴、九针和刺法，以及病理、症状、诊断、治疗原则等。以上皆为中医学术研究的准绳。

四、生命物质与自然辩证统一

作为东方医学主要支柱的中医学，历经沧桑而不断发展，且在科学技术突飞猛进，边缘科学蓬勃兴起的今天，仍能焕发青春，愈来愈显示出其强大的生命力，引起世界医学界的普遍重视和研究热潮。而且国外某些学者亦曾预言：中医学的某些理论和方法，对于了解人类生命活动的某些机制，可能具有潜在性的帮助。

《内经》接受了我国古代唯物的气一元论的哲学思想，将人看作物质世界的一部分，宇宙万物皆是由其原初物质“气”形成的，认为“气”是物质世界的本元，万物是由“气”构成的，而阴、阳之气创造、孕育天地之力量，故《素问·阴阳应象大论》说：“积阳为天，积阴为地。”由于天地交合，阳生阴长，万物之生命，得阴阳之变化，故《素问·生命全形论》说：“天覆地载，万物悉备，莫贵于人。”因此，人的生命活动亦总是与天地自然界密切相关的，这就说明中医学把人看成物质世界的一部分，从而肯定了生命活动的物质性。《内经》在对于物质世界的认识、物质与精神的关系、生命的起源、疾病的成因和防治等重大问题上，无不体现着唯物辩证的哲学思想。

五、人体孕育及生长规律

人体孕育及生命活动的物质，源于“精气”，《内经》概括为先天之精气和后天之精气。先天之精气在于肾，肾藏精，主生殖，故肾者主蛰，封藏之本，精之处也。受五脏六腑之精而藏之，精气又称元气，肾有元阴、元阳之气，故气生精。精化气，阴阳之精气相互滋生，为生命元气之根。这也就是道家所倡“太极动而生阳，静而生阴”“谓之两仪，两仪生四象”。后天之气在脾，脾为“气血生化之源”，是人体生命主要物质基础之来源，而饮食的消化，水谷精微的吸收、布散，主要靠脾的运化功能才能完成，所以前人提出了脾为“后天之本”的学说。

精（气）是生命活动的本源物质，具有很强的生命活力，并具有一定的遗传性，且常先身生而存在，故《素问·金匮真言论》说：“夫精者，身之本也。”《灵枢·本神》说：“故生之来，谓之精，两精相搏谓之神。”《类经》亦说：“人之生也，必和阴阳之气，媾父母之精，形神乃成。”这里所说的精，即指禀受于父母的精气而成，故称之为“先天之精”。先天父母两性之精气相结合，即可形成原始的胚胎组织，并成为后天形体本身精气的物质基础。《灵枢·经脉》又说：“人始生，先成精，精成而脑髓生，骨为干，脉为营，筋为刚，肉为墙，皮肤坚而毛发长。”《灵枢·天年》：“血气已和，荣卫已通，五脏已成，神气舍心，魂魄毕具，乃成为人。”所以，人体的生长发育，同样要靠后天精气之充养，方能维持其生命活动生生不息。

肾主生长发育。人体的生、长、壮、老、已的过程，与肾藏精这一生理功能直接相关，并直接受到肾气盛衰的影响。人从幼年开始，肾中精气开始充盛，人体生长，发育迅速，生机活泼；在七八岁时，即出现脱掉乳牙生出新牙，头发也逐渐茂盛等生理变化；十四五岁时，则随着天癸达到一定水平而生殖机能成熟，并有生育能力；在整个青壮年时期，由于肾中精气旺盛，故身体强壮，筋骨坚强，精神饱满，肌肉满壮，牙齿坚固，头发黑亮；待到老年，由于肾中精气逐渐衰减，人的形体也逐渐衰老，不但生殖机能丧失，而且头发斑白、牙齿动摇、弯腰驼背、步履不稳、耳聋失聪、面焦无华。

既然肾中精气的盛衰，决定着人体生、长、壮、老、已等发育、变化，那么肾中精气发生异常，也往往影响到人体的生长、发育过程，导致多种病理变化。例如肾精不足，即可见到小儿发育迟缓，又可见到成年人早衰等现象。因此，对于生长、发育障碍等疾患，常从补肾填精等方药入手治疗。另外，在肾主生长、发育这一理论的指导下，对于衰老的调治，历代医学都极为重视调补肾脏。目前，研究的抗衰老药物中，尤以补肾者为多。

所谓“天癸”，乃是一种物质，它来源于男女之肾精，主要由先天之精所化生，又得到后天之精的滋养和充盈。当“天癸”发展到一定的水平时，人体则发生某些重要的生理变化，即男子出现排精现象，女子月经按时而下，男女性机能初步成熟，并具备一定的生殖能力。《素问·上古天真论》说:“女子七岁，肾气盛，齿更发长；二七而天癸至，任脉通，太冲脉盛，月事以时下，故有子；三七，肾气平均，故真牙生而长极；四七，筋骨坚，发长极，身体盛壮；五七，阳明脉衰，面始焦，发始堕；六七,三阳脉衰于上，面皆焦，发始白；七七，任脉虚，太冲脉衰少，天癸竭，地道不通，故形坏而无子也。”

六、人体生命活动与形神统一

人具有反映事物的能力，故在精神与物质的关系上，中医学不但坚持了唯物论，而且坚持了辨证法。如形神学说是中医学的基础理论之一，形神关系实际上是物质和精神的关系，称之为“形与神俱”。形乃神之宅，神乃形之主，无神则形不可活，无形则神无以附，二者相辅相成，不可分离，故形神统一是生命存在、机体健壮的主要保证。

中医一方面指出："精者生之本也。"（《素问·金匮真言论》）"两精相搏谓之神。"（《灵枢·本神》）充分肯定了物质的"精气"是生命活动的根本，是第一性的东西，另一方面又明确指出："神者，水谷之精气也。"（《灵枢·平人绝谷》）"血气者，人之神。"（《素问·八正神明论》）这就肯定了生命活动的"神"则又是由精气血等物质所派生的，是第二性的东西。

精神活动的高级形式是意识思维，人的意识思维和情志活动并不是人们头脑里所固有的东西，而是外界客观事物反映到人的头脑中并经过头脑加工的产物，所以意识思维和情志活动同样离不开精气的物质基础。《素问·灵兰秘典论》说："心者，君主之官，神明出焉。"《灵枢·五色》更指出："积神于心，以知往今。"这是说心（包括脑）是进行思维的器官，而心之所以能够"知往今"，则正是由于意识思维活动的积累，从而能够对事物进行分析判断所致。而关于意识思维活动的过程和智慧的产生，《灵枢·本神》则作了具体的论述，如说："所以任物者谓之心，心有所忆谓之意，意之所存谓之志，因志而存变谓之思，因思而远慕谓之虑，因虑而处物谓之智。"任是担任、接受之意。任物，即是心（包括脑）通过感官接触外界事物而产生感觉，接受感觉的过程，因此产生意、志、思、虑、智等认识和思维活动，其过程是一步比一步深化，一步比一步高级。但是应该看到，从"任物"开始，到"处物"止，一刻也不能离开物。人禀天地之气而生，物质世界先于人而存在，亦不依赖于人而存在。因此，所谓心能"任物"，只能反映外界事物。"物"并不依赖于心而单独存在，心只是起到了反映外界事物的作用。可以看出，这是属于唯物论的反映论。《素问·宣明五气篇》说："五精所并：精气并于心则喜，并于肺则悲，并于肝则忧，并于脾则畏，并于肾则恐。"由于五脏精气偏盛于一脏，这种精气物质过盛过衰都能影响脏腑、情志的功能及精神活动，这就说明了五志与五脏的关系，既有其一定的变化规律，但又不是机械固定不变的，这对临床辨证有一定的现实意义。《素问·举痛论》：余知百病生于气也。怒则气上，喜则气缓，悲则气消，恐则气下，寒则气收，炅则气泄，惊则气乱，劳则气耗，思则气结，九气不同……"这些精神、情志变化提供了中医临床辨证的基础和依据。

七、确立生命阴阳变化规律及五行辩证法则

阴阳学说和五行学说，是古代用以认识自然和理解自然的一种宇宙观和方法论，具有唯物论和辩证法的思想内涵。阴阳和五行原是中国哲学史上很古老的两个哲学范畴，其概念的提出，最早可溯源于《易经》和《尚书·洪范》。古人认为，物质世界是在阴阳二气的对抗运动下不断地滋生和发展着，阴阳既代表自然界两种对立的物质势力，同时也代表着矛盾的两个方面，并进而成为人们对事物运动变化进行探索的阴阳学说。

而五行，则认为木、火、土、金、水这五种最基本的物质，乃是构成世界不可缺少的五种物质元素，而且元素之间具有相互滋生、相互制约的关系，并处于不断的运动变化之中，因此逐渐上升为探索万物构成及其演变规律的五行说。

阴阳五行学说，渗透并应用于中医学领域，与医学理论紧密地结合在一起，成为中医学理论体系的重要内容，对中医学理论体系的形成和发展有着深远的影响。中医学应用阴阳五行学说，主要是借以说明人与自然的关系、人体的组织结构、生理功能及病理变化，并用以指导临床诊断和治疗。

第一节 阴阳学说

一、阴阳学说的基本概念

阴阳学说，具有对立统一的内涵。阴阳，是对自然界相互关联的某些事物或现象对立双方的概括，故“阴阳者，一分为二也”。

注意，用阴阳来概括事物或现象的对立关系，必须具备如下两个方面：即对立事物或现象具有相关性和对立双方阴阳属性的规定性。所谓相关性，是指这些事物或现象，必须是相互联系的，而不是毫不相干的。如水与火，是相互关联而又相互对立的两种不同的事物或现象。水性寒而下走，火性热而炎上，故水属阴，火属阳；又如人体的气和血，同是构成人体和维持生命活动的基本物质，但两者的形态和作用又有所不同，气具有温煦、推动作用，故规定其属阳；而血具有营养和濡润作用，故规定属阴。之所以水与火可以分阴阳，是因为两者是对立的统一的。而火与血不能分阴阳，则因为二者不是一对相互关联的事物。所以，阴阳学说中的阴阳，仅有抽象的属性概念，而不是指具体的事物，故《灵枢·阴阳系日月》说：“且夫阴阳者，有名而无形。”

然而，事物或现象对立双方所具有的阴阳属性，既不能任意配属，也不允许随意颠倒，而是在一定的条件下，按着一定的原则所规定的。一般来讲，事物或现象相互对立的两个方面的阴阳属性，是这两方面相互比较而言的，是由事物或现象的性质、位置、趋势等因素所决定的，故《素问·阴阳应象大论》说："天地者，万物之上下也；阴阳者，血气之男女也；左右者，阴阳之道路也；水火者，阴阳之征兆也；阴阳者，万物之能始也。"

凡事物运动变化的现象和规律，均可用阴阳加以概括。阴阳是自然界的根本规律，是一切事物生长发展、变化衰亡的根源。如人体的生长壮老已的整个生命过程，就是机体阳气与阴精共同作用的结果，所以，阴阳乃是物质运动变化的总纲。正如《素问·阴阳应象大论》所说："阴阳者，天地之道也，万物之纲纪，变化之父母，生杀之本始，神明之府也。"天地，指宇宙和自然界；道，即道理或规律；万物，则泛指众多的事物；神明，指物质世界的无穷变化；所谓"神明之府"，是说万事万物的无穷变化，在于阴阳的运动。

二、阴阳学说的形成和发展

古人通过长期的生活实践和生产活动，逐渐观察到自然界有天地、日月、昼夜、寒暑、明暗、死生、雌雄以及人类本身有男女等客观现象，因此而引申出明与暗、日与月、天与地、昼与夜、火与水、热与寒、男与女、动与静、刚与柔、进与退、清与浊、气与形等对立概念，并逐步认识到自然界的一切事物都有对立的两个方面，这两个方面的相互作用，促进了事物的变化和发展，因而形成了阴与阳这一对哲学范畴。

阴阳作为哲学概念，首先载于《周易》，如“易有太极，太极生两仪，两仪生四象，四象生八卦”“一阴一阳之谓道”。说明到了春秋战国时期，古人在长期的生活、生产实践中，通过对各种自然现象的观察，逐步体验和认识到世界是物质的，世界本身即是阴阳二气对立统一的结果。自然界中日月星辰的运行，寒来暑往的气候变化等等，乃是自然界的物质运动；升降出入，乃是生物生命活动的基本运动形式。因而，进一步认识到无论是自然界的物质运动，还是生物的生命活动等各种事物的变化，都是事物本身相互对立的正反两个方面既相互排斥，又相互依赖、相反相成、相互作用的结果，因而形成了一种古代的对立统一观。古人就用“阴阳”作为这两个方面的代表，借以概括各种事物和现象矛盾双方的对立统一关系，并用于阐释一切事物运动变化的规律。

1. 阴阳的对立统一

阴阳既是对立的，又是统一的。对立是二者之间相反的一面，统一则是二者之间相成的一面。没有对立就没有统一，没有相反也就没有相成，所以《素问·阴阳应象大论》说：“故积阳为天，积阴为地。阴静阳躁，阳生阴长，阳杀阴藏。阳化气，阴成形。”一般来说，天是阳气的积聚，地是阴气的凝结，阳性多动，阴性多静，阳主生发，阴主成长，但太过的阳和阴都不利于事物的发展；阳能化气，阴能成形。阴阳两方面的对立，主要因为它们之间相互联系、相互运动、相互制约和相互斗争，从而取得了统一，亦是取得了动态平衡。《内经》从阴、阳属性，上、下运动方面进一步说明天地、云雨，进而归纳于人体上窍、下窍、四肢、腠理、五脏、六腑对立统一的规律。《素问·阴阳应象大论》还说:“清阳为天，浊阴为地。地气上为云，天气下为雨；雨出地气，云出天气。故清阳出上窍，浊阴出下窍；清阳发腠理，浊阴走五脏；清阳实四肢，浊阴归六腑。”

人这个有机体，之所以能进行正常的生命活动，即是阴与阳两者相互制约、相互斗争，取得统一（动态平衡）的结果。阴阳矛盾是生命现象的主要矛盾，是生命发展的动力，并贯穿于生命过程的始终。《素问·阴阳应象大论》又说:“水为阴，火为阳。阳为气，阴为味。味归形，形归气。气归精，精归化。精食气，形食味。化生精，气化形。味伤形，气伤精。精化为气，气伤于味。”如就生命个体的物质结构和功能活动而言，则其生命物质为阴（精），其生命机能为阳（气），而其矛盾运动过程即是阳化气、阴成形，及生命形体的气化运动过程。而气化本质，就是阴精和阳气，化气与成形的矛盾运动，亦即阴阳的对立统一。

例如在自然界中，春夏秋冬四季有温热凉寒气候的变化。夏季本来是阳热亢盛，但夏至以后，阴气渐次以生，用以制约火热的阳气；而冬季本来阴寒亢盛，但冬至以后，阳气随之渐复，亦用以制约严寒的阴气。这就是《内经》说的“夏至一阴生，冬至一阳生”吧。夏秋之所以热温，就是因为春夏阳气上升而盛，抑制了秋冬的凉寒之气所致；秋冬之所以寒冷，亦是因为秋冬阴气上升而盛，抑制了春夏温热之气的缘故。此即是自然界中阴阳相互制约、相互斗争的结果。

一般来说，阴阳的相互制约可以使事物保持暂时的协调平衡状态,《内经》称之为“阴阳匀平”，在人体生理上则是“阴平阳秘，精神乃治”，只有阴阳调和，机体方能进行正常的生命活动。但是，所谓“阴阳匀平”或“阴平阳秘”，也并非单独数量上的绝对平衡，而是相对的动态平衡而已。如果阴阳的对立斗争激化，制约失控，则动态平衡即被打破，便可出现阴阳胜负，导致阴阳失调，就会产生疾病。

2. 阴阳的互根互用

阴阳互根互用，是指事物或现象中相互对立的阴阳两个方面，具有相互依存、相互为用的联系，即阴或阳任何一方都不能脱离另一方而单独存在，且每一方都以另一方作为自己存在的条件或前提。也就是说，没有阴也无所谓阳，没有阳也无所谓阴，故《素问・阴阳应象大论》说:“阳根于阴，阴根于阳。”热为阳，寒为阴。没有热，无所谓寒；没有寒，也无所谓热。所以相互对立的阴阳两方面皆是如此，阳依存于阴、阴依存于阳而不可分离。 中医学把阴阳的这种依存关系，称之为“互根互用”。故《医贯・阴阳论》说:“阴阳又各互为其根，阳根于阴，阴根于阳，无阳则阴无以生，无阴则阳无以化。”

阴阳互根互用的观点，广泛应用于中医学生理、病理和治疗等各方面。例如“体阴而用阳”理论，即是阴阳互根互用关系的具体体现。所谓“体阴”，是指内脏器官的实体及精、血、津液等物质而言；所谓“用阳”，是气对物质的作用、调节、气化、转输所发挥的功能作用而言。比如中医的肝，主疏泄，内寄相火，与情志相关。肝藏血，肝之体属阴，肝之用属阳，赖肾水滋养。若肝郁太过，化火伤阴，疏泄太过，肝血不足或疏泄不及，常见腹胀、纳减神疲、体倦、心烦易躁、胁痛等。疏肝之中，参以柔肝、养肝，滋水涵木之品柔肝体，疏肝用。又如人体的气血关系，同样也可以用阴阳互根的观点予以阐述。气属阳，血属阴，气为血之帅，包含气能生血、气能行血、气能摄血三个方面；血为气之母，包含血能养气和血能载气两个方面。

阴阳互根的观点，还体现在疾病过程中“阳损及阴”“阴损及阳”。例如脾胃虚弱，长期食欲减退的病人，多表现为脾气（阳）的虚弱。脾胃为后天之本，气血生化之源。脾阳虚，化源不足，导致阴血亏虚，称之为“阳损及阴”。再如失血病人，由于（阴）血的大量损耗，气随血衰（阳损及阴），导致面色苍白、气虚形寒肢冷等（阳）气虚衰症状，故其治疗“血脱者，先益其气”，如一味独参汤，古人云：“有形之血不能速生，无形之气需当急固。”

应当指出，阴阳之所以能在一定条件下相互转化，也是以它们的相互依存、互根互用关系为基础的，因为阴阳对立的双方如果没有相互联结、相互依存的关系，也就不可能各自向其相反的方向转化。

总之，若阴阳互根互用关系被破坏，双方失其互为存在的条件，且由于“阴无阳不生，阳无阴不长”，“孤阴”“独阳”则不可能单独存在。例如，人体的阳气与阴液、物质与功能等阴阳互根关系遭到严重破坏，以至于一方将趋于消失，而使另一方也失去存在的前提，这种阴阳的相离，即意味着阴阳矛盾的消失，从而导致“阴阳离决，精气乃绝”，其生命活动也就随之而消亡。

3. 阴阳的消长平衡

消长，是指事物或现象对立的阴阳两方面不是处于静止的状态，而是处于运动变化之中。阴阳的消长（即“阳消阴长”或“阴消阳长”）乃是阴阳运动的基本形式之一，故朱熹《朱子语类》说：“阴阳虽是两个字，然却是一气之消息，一进一退，一消一长。”《类经图翼》则说：“太极分开，只是两个阴阳，阴气流行则为阳，阳气凝聚则为阴，消长进退，千变万化。”

在正常情况下，由于阴阳之间存在着相互制约的关系，因而其消长运动总是维持在一定的限度之内，始终保持着此消彼长、此进彼退的动态平衡状态。由于阳得阴济，使阳不致过分亢盛；阴得阳和，则阴亦不至于过分衰沉，从而并不表现为某一方面的偏盛偏衰，只是维持了正常事物的发展变化。而在异常时，阴阳之间失去了正常的相互制约协调关系，则可表现为某一方面的偏盛偏衰。《内经》就是用阴阳消长动态平衡或偏盛偏衰的理论观点，来说明自然界的气候变化，以及人体的生理活动或病理变化。

例如：自然界中四季的气候变化，即体现了阴阳消长，由春至夏，寒气渐减，温热日增，此即为“阴消阳长”。由秋至冬，热气渐消，寒气日增，此即为“阳消阴长”。正是由于一年四季有规律的正常的阴阳消长，从而产生了寒热温凉的气候变化，故《素问·脉要精微论》说：“是故冬至四十五日，阳气微上，阴气微下；夏至四十五日，阴气微上，阳气微下。”四十五日，指从冬至到立春，从夏至到立秋而言。冬至阳生，立春以后阳气明显上升，阴气消退，至夏季则阳热盛极，阴气内藏；夏至阴生，立秋后则阴气明显上升，阳气消退，至冬季则阴阳凛冽，阳气伏藏。如此，阴消阳长，年复一年，循环不已。

就人体的生理活动而言，各种机能活动（阳）的产生，必然要消耗一定的营养物质（阴），此即“阳长阴消”的过程，故《素问·生气通天论》说：“凡阴阳之要，阳密乃固，两者不和，若春无秋，若冬无夏，因而和之，是谓圣度。”在正常生理状态下，阴阳的消长是处于相对的动态平衡之中，即所谓“阴平阳秘，精神乃治”。

运动变化是中医学对自然界和人体生命活动的概括认识，这是宇宙恒动观的体现。这种运动变化，包含着量变和质变的过程，一旦阴阳消长，平衡规律被打破就会产生病变。《素问·阴阳应象大论》说：“阴胜则阳病，阳胜则阴病；阳胜则热，阴胜则寒。”“天有四时五行，以生长收藏，以生寒暑燥湿风。人有五脏化五气，以生喜怒悲忧恐。故喜怒伤气，寒暑伤形。暴怒伤阴，暴喜伤阳。”

根据阴消阳长，或阳消阴长偏盛、偏衰，一般可表现四种情况，即阴偏盛则损阳，阳偏盛则耗阴，阴不足则阳亢，阳不足则阴盛。阳盛表现为热证（实热或虚热），阴盛表现为寒证（寒实或虚寒）。

同样，在临床上治疗疾病的目的，亦是根据阴阳相互消长的动态平衡规律，给予一定的条件，采取一定的措施，以纠正或调整阴阳的偏盛偏衰，使阴阳的消长恢复到正常生理水平，从而使病理状态向生理状态转化，达到治愈疾病的目的。

4. 阴阳的相互转化

所谓转化，是指事物或现象的阴阳属性，在一定的条件下，可以向其对立面转化。阴阳相互转化，亦是阴阳运动的另一种基本形式。当阴阳两方面的消长运动发展到一定的阶段，则阴可以转化为阳，阳可以转化为阴。故阴阳的相互转化，一般都产生于事物发展变化的“物极”阶段，即所谓“物极必反”。因此，如果说在一个事物的发展变化过程中，阴阳之消长是一个量变的过程，则阴阳转化即是一种质变的过程。《素问·六微旨大论》说：“夫物之生从于化，物之极由乎变，变化之相薄，成败之所由也……成败倚伏生乎动，动而不已则变作矣。”所谓“成败倚伏”，即是说在新事物生成之时，已经倚伏着败亡之因素；当旧事物衰败之时，亦孕育着新事物产生之因素。

阴阳的转化，必须具备一定的条件方能发生，如《灵枢·论疾诊尺》说：“四时之变，寒暑之胜，重阴必阳，重阳必阴。故阴主寒，阳主热；故寒甚则热，热甚则寒；故曰寒生热，热生寒。此阴阳之变也。”《素问·阴阳应象大论》则说：“寒极生热，热极生寒。”《素问·六元正纪大论》则说：“动复则静，阳极反阴。”应当指出，所谓“重”“甚”“极”，即指转化的阶段。也就是说，阴阳有了“重”这个条件即可以互相转化，寒热到了“极”这个阶段就会互相转化。但究竟是何具体条件或阶段，则需具体问题具体分析。

厥阴病，是伤寒六经病证的最后阶段，为三阴经之末，如《内经》所说：“两阴交尽，故曰厥阴。”厥，有极的意思，病至厥阴，则阴寒盛极。但根据辩证法的观点，物极必反，物穷则变，阴阳对立双方发展到极期时可以互相转化。阴寒盛极，则有阳热的来复，也就是阴尽而阳生，寒极则生热。

阴病转阳，寒极生热，厥热胜复，是有条件的。这个条件主要是看正邪斗争的状况，关键取决于人体阳气的盛衰。前人曰："入则厥阴，出则少阳。"厥阴与少阳为表里，均内寓相火，少阳为一阳之气，标志着阳气的初生，这些就是阴尽阳回的基本条件。这里仅是举例阐述，可以看出，阴阳的消长（量变）和转化（质变）是事物发展变化全过程的密不可分的两个阶段，阴阳的消长是转化的前提，而阴阳的转化，则是其消长发展的必然结果。

综上所述，阴阳的对立制约、互根互用、消长平衡、相互转化等规律是相互联系的。阴阳对立的两个侧面，必须以对方存在为自己存在的前提，对立面的消长运动是绝对的，对立面的平衡则是相对的，对立面的消长运动在一定的条件下可以产生质的飞跃，从而形成阴阳的转化，这就是中医学阴阳学说的全部内容。

三、阴阳学说对于中医学的实用价值

1. 用于临床诊法辨证

阴阳失调既然是病理变化的关键所在，故疾病亦可概括为阴证、阳证两大类。所以，尽管病变反映错综复杂，但是对于疾病的诊察，亦可根据阴阳变化的规律，加以辨别、分析和归纳，以认识疾病的本质。故《素问·阴阳应象大论》说："善诊者，察色按脉，先别阴阳。"说明中医诊断学的望、闻、问、切四诊方法，首当辨别阴阳。

例如望诊，一般面色光滑润泽则为阳，面色沉浊晦暗为阴；凡见青、白、黑色，其证多属阴寒，而见黄、赤色，其证多属阳热。

又如闻诊，凡气粗声高属阳，气弱声低属阴。而在切诊中，则把浮、大、滑、数等脉象归属为阳脉，把沉、涩、迟等脉象归属于阴脉。

所谓辨证，即把通过四诊所获得的多种多样的症状、体征及病情资料，进行客观的分析与判断，从而对疾病的原因、病位、病性等得出正确的结论，以指导临床治疗。

中医的八纲以阴阳作为辨证的总纲，以辨别疾病的表里、寒热、虚实。凡表证、实证、热证都属于阳证，凡里证、虚证、寒证都属于阴证。所以临床病证虽然千变万化，总不出阴阳两纲范围。

2. 指导临床用药

《内经》认为，由于阴阳的偏盛偏衰是疾病发生发展的根本原因，因此，调理阴阳，补偏就弊，创造条件，使其失调的阴阳关系向着协调方面转化，恢复阴阳的相对平衡，则是中医治疗学的基本原则，故《素问·至真要大论》说："谨察阴阳所在而调之，以平为期。"

由于疾病不一，本质不同，故其治疗方法亦多种多样。中医临床依据《内经》协调阴阳的精神，提出了"寒者热之""热者寒之""虚则补之""实则泻之"，以及"阳病治阴，阴病治阳"等众多的治疗法则。

如阳热亢盛而损耗阴液之病证，可用寒凉药治其阳热，此即"热者寒之"方法；若因阴寒太盛而伤及阳气病证，则可用温热药以祛其阴寒，此即“寒者热之”方法。若阴液不足，阴虚不能制约而形成阳亢病证，则须用滋阴以敛阳的方法去解决；若因阳气不足，阳虚不能制阴，而形成阴盛之病证，则须用益阳以配阴的方法去解决。此即“阳病治阴，阴病治阳”之法。

其他如气虚者补气，血虚者补血，阳虚者补阳，阴虚者补阴，等等，则都是“虚则补之”法则的具体应用。又如邪盛之病证（如宿食内结、瘀血停蓄、水邪积聚等），多用攻伐泻下之法（如通便、泄水、利尿、活血祛瘀等），则都是“实则泻之”法则的具体应用。

总之，治疗的基本原则，就是有余者泻，不足者补，以使阴阳之偏盛偏衰得以纠正，使之在新的基础上达到恢复阴阳相对平衡之目的。

同样，在归纳药物的性味功能上，阴阳亦具有重要的意义，并可作为指导临床用药的依据。药物的四气、五味，以及升降浮沉等一般性能，都具有阴阳之不同属性。以四气来说，则寒、凉属阴（即寒凉、滋阴药物属阴），温、热属阳（即温热、燥烈药物属阳）；以五味来说，则酸、苦、咸味药属阴，辛、甘、淡味药属阳。至于升降浮沉，则是指具有重镇敛降作用的药物属阴，具有轻浮升散作用的药物属阳。所以，临证用药必须注意病证阴阳与药味阴阳之关系，正确运用药物的阴阳性能，以改善或调节失衡的阴阳关系，从而达到治疗的目的。

第二节　五行学说

一、五行学说的基本概念

五行，是指木、火、土、金、水五种基本物质及其运动变化。

五行相生：即木生火，火生土，土生金，金生水，水生木。

五行相克：即木克土，土克水，水克火，火克金，金克木。

五行之间这种“相生”“相克”是正常的。遵循生、克、制、化的运动变化规律，从而达到自然界生态运动的平衡，人体依据五行生克制化，其生命生生不息。五行学说，是我国古代朴素的唯物主义和哲学辩证的重要范畴。

根据“五行”的观点，古人认为，宇宙自然界都是由此五种属性物质所构成，各种事物和现象的发展变化，都是此五种属性物质的运动和相互作用的结果。

中医学运用“五行学说”，主要是概括脏腑组织的功能属性，论证五脏系统相互联系的内在规律，并归纳人体与自然界的某些相互关系，特别是阐明人体的整体结构关系，从而指导中医临床之病理分析、诊断和治疗。所以，五行学说同阴阳学说一样，亦是中医学独特理论体系的重要组成部分，对中医学的形成和发展，具有深远的影响。

二、五行学说的形成和沿革

阴阳学说和五行学说最初是两派独立的学说，称为阴阳家和五行家。龙伯坚先生认为：“在这两派学说最初发生的时候，阴阳和五行是对宇宙的一般认识。这是由实践产生的。到了邹衍（注：邹衍的生存年代，据梁启超《先秦学术年表》载是公元前340至公元前260年。）手中，这两派学说才联合起来成为一个有系统的理论体系。”《史记·孟子荀卿列传》说：“邹衍……深观阴阳消息……称引天地剖判以来，五德转移。”这就是阴阳五行学说的起源。《史记·扁鹊仓公列传》中列举了扁鹊的三个医案，只讲阴阳而不讲五行。仓公是汉文帝时的人（公元前2世纪上半期），《史记·扁鹊仓公列传》中列举了仓公的二十五个医案，则将阴阳五行都讲了。成书于战国至秦汉时期的《黄帝内经》，将五行学说应用于医学，使哲学理论与医学知识有机地结合起来，形成了中医学的五行学说。

《尚书·洪范》指出：“五行：一曰水，二曰火，三曰木，四曰金，五曰土。水曰润下，火曰炎上，木曰曲直，金曰从革，土爰稼穑。润下作咸，炎上作苦，曲直作酸，从革作辛，稼穑作甘。”

三、五行的属性归类

五行学说能概括宇宙间的万事万物，其主要的思想方法是按照“五行”的特性，根据事物的不同性质、作用和形态，采用“比象取类”的方法，分别归属于木、火、土、金、水五行之中，而作为事物属性的抽象概念来应用。

历代医家为了说明人体内外的整体性和复杂性，亦把人体肝脏组织、生理活动、病理现象，以及与人类生活密切相关的自然界事物或现象作了广泛的联系。见表 1–1：

表1–1　事物五行属性归类表

自然界							五行	人体						
五音	五味	五色	五化	五气	五方	五季		五脏	五腑	五官	五体	五志	五声	五动
角	酸	青	生	风	东	春	木	肝	胆	目	筋	怒	呼	握
徵	苦	赤	长	暑	南	夏	火	心	小肠	舌	脉	喜	笑	忧
宫	甘	黄	化	湿	中	长夏	土	脾	胃	口	肉	思	歌	哕
商	辛	白	收	燥	西	秋	金	肺	大肠	鼻	皮	悲	哭	咳
羽	咸	黑	藏	寒	北	冬	水	肾	膀胱	耳	骨	恐	呻	栗

根据上表，主要说明如下三方面问题：

1. 以五行之特性，说明五脏之功能，如木性生发条达，肝以柔和为要，性喜条达而主疏泄。水性滋润下行，故肾藏精而主水。因此，肝属木，肾属水，其他脏腑亦是如此。

2. 形成了五脏为主体，外应五方、五季、五气等，内联五脏、五官、五体、五志等的五个功能活动系统。

这五个功能活动系统，说明了人体的内环境与外在自然环境之间也存在着对立统一的联系。如春属木，肝气旺于春，春天多风等。

四、五行归类的意义

五行归类的意义，主要在于它能概括人体及其与自然界多种事物或现象在属性的某些内在联系。

例如，以五行特点来比象说明五脏之生理功能特点：如木性条达曲直，有生发特点，而肝性柔和舒畅，且主疏泄，又主升发之气，故肝属木；火为阳热之象，有上炎之性，而心为阳脏，主动，心阳有温煦作用，且心阳（心火）易亢易逆，故心属火；土为万物之母，有生化、长养万物之特性，而脾能运化水谷精微，为气血生化之源、后天之本，故脾属土；金有清肃收敛特性，而肺主呼吸，主肃降，故肺属金；水有湿润下行之特性，而肾主人体水液代谢之调节，并能使废水下行排出体外，故肾属水。

又如，脾属土，故与五官之“口”、情志之“思”，以及季节的“长夏”、气候之“湿”，不仅存在着某些生理上的内在联系，而且在病理上也能得到某些反映和验证，如口甜，可以反映脾湿蕴盛等。

五、五行的生克、制化、胜复、乘侮规律

（一）五行的相生、相克

相生，含有相互滋生、促进、助长之意。五行相生的规律是木生火、火生土、土生金、金生水、水生木。

相克，还含有相互制约、克服、抑制的意思。五行相克的规律是木克土、土克水、水克火、火克金、金克木。

在相生关系中，任何一“行”都具有“生我”“我生”

两方面的关系，生我者为母，我生者为子。所以，相生关系又称为“母子关系”。

五行相生、相克如图 1–1 所示：

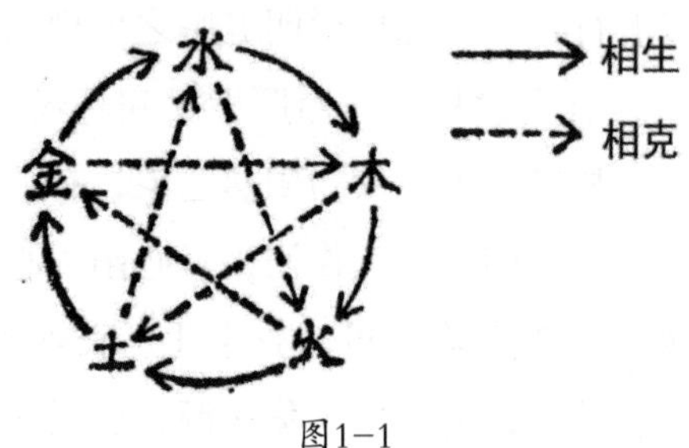

图1–1

在相克关系中，任何一行，都具有“克我”“我克”两方面的关系。我克者为“我所胜”，克我者为“我所不胜”。所以，相克关系又称为“所胜”和“所不胜”的“相胜”关系。

隋代萧吉所撰《五行大义》说：“木生火者，木性温暖，火伏其中，钻灼而出，故木生火。火生土者，火热而能焚木，木焚而成灰，灰即土也，故火生土。土生金者，金居石依山，津润而生，聚土成山，山必长石，故土生金。金生水者，少阴之气，润燥流津，销金亦为水，所以山石而从润，故金生水。水生木者，因水润而能生，故水生木也。”

五行相生相克之规律，《素问 · 宝命全形论》说：“木得金而伐，火得水而灭，土得木而达，金得火而缺，水得土而绝，万物尽然，不可胜竭。”

所谓“万物尽然”，说明古人已不是单纯地把相生相克仅作为五种物质转化来看待，而是上升为一种概括事物运动变化规律的抽象概念，即是说各类事物之间及其内部都具有属木、属火、属土、属金、属水的五个方面。它们之间具有相生相克的固定关系，这是一种相对稳定的有规律的结构联系。

1. 生克辩证观

五行学说认为，相生与相克是事物联系的不可分割的两方面：没有生，就没有事物的发生和成长；没有克，就不能维持事物在发展变化中的平衡与协调。只有生中有克，克中有生，相反相成，相互为用，才能相互协调，相互平衡。注意，五行的生克理论，已经不单纯指五种物质的本体了，而是从事物的性质抽象出来，成为一种分析事物性质相互关系的理论方法。正如黄元御《四圣心源》所说："其相生相克，皆以气而不以质也，成质则不能生克矣。"这里的"气"，是性质或机能，而"质"则是指物质本体。这就是说生、克只是性质或机能上的滋生或制约关系而已，故《四圣心源》又进一步论述说："相克者，制其太过也。木性发散，敛之以金气，则木不过散；火性升炎，伏之以水气，则火不过炎；土性濡湿，疏之以木气，则土不过湿；金性收敛，温之以火气，则金不过收；水性降润，渗之以土气，则水不过润。皆气化自然之妙也。"

2. 生克动态平衡整体观

从五行之间的相生、相克关系，构成了事物正常情况下的循环运动，并保持着相对的动态平衡。五行结构中的每一行都与其他四行发生一定的联系，从相生看，有"生我""我生"两种关系；从相克看，又有"我胜"和"胜我"两种关系。这就表明五行系统结构中各部分之间不是孤立的，而是密切相关的。每一部分的变化，必然影响着其他部分的状态，同时又受着五行结构整体的影响和制约，因此任何一部分的状态如何，都反映着其他部分和系统整体的情况。

应当指出，任何部分之间，由于总是存在着不停地相生或相克变化，所以是不平衡的，从而经常处于运动之中。然而就五行整体来看，相生和相克则又都是在总和中表现出相对的动态平衡。而五行中的每一行，由于既生别行，又被别行所生；既克别行，又被别行所克，故在整体上也呈现动态均势。可见，五行所达到的平衡，不是绝对的静止，而是建立在运动基础上的动态平衡。诚如张介宾在《类经图翼》中说：“造化之机，不可无生，亦不可无制。无生则发育无由，无制则亢而为害。”是说一切事物的运动变化，都不能没有相生，也不能只有相生而无相互制约。若无相生，则生长发展无源；若无制约，则必然会出现某一方面的过度亢盛而为害。必须生中有制，制中有生，方能运行不息，相反相成。

（二）五行的制化、胜复

五行系统结构之所以能够保持动态平衡和循环运动，主要在于其本身客观存在着两种自然调节机制和途径：一种是正常情况下的相生相克，即“制化”调节；一种则是在反常情况下的“胜复”调节。现将两种调节形式介绍如下：

1. 五行的“制化”调节

所谓“制化”调节，主要是指五行结构在正常状态下，通过相生和相克的相互作用而产生的调节作用，又称之为“五行制化”。

首先，从五行的整体作用可以明显看出，任何两行之间的关系，并不是单相的，而是相互的，表现为调节路线与反馈机制相似的形式。反馈是相互作用的一种特殊形式，以火为例，在正常情况下，火受到水的制约，火虽然没有直接作用于水，但是火能生土，而土有克制水的作用，以使水对火的克制不致过分而造成火的偏衰。同时，火还能收到木的支助，因此，火又通过生土，以加强土对水的克制，削弱水对木的滋生，从而使木对火的促进不会过分，保证火不会发生偏亢。其他四行，依此类推。

正由于五行之中任何一行都具有生我、我生、克我、我克四方面关系，所以才能保证制化关系的正常。

“制”是制约，“化”是生化。即是说，木能制土，火才能生化；火能制金，土才能生化；土能制水，金才能生化；金能制木，水才能生化；水能制火，木才能生化。也就是说，母气能制已所胜，则子气方能得母气之滋养而起生化作用，故《素问·五脏生成篇》说：心，其主肾也；肺，其主心也；脾，其主肝也；肝，其主肺也；肾，其主脾也。

这里所说的“主”，即是生化之主，实际上是相克制约之意，因其“克中有生”“制则生化”，所以称其为“主”。正如《黄帝内经素问集注》所说：“心主火，而制于肾水，是肾乃心脏生化之主。”五行制化关系可参考图 1–2：

五行制化关系图

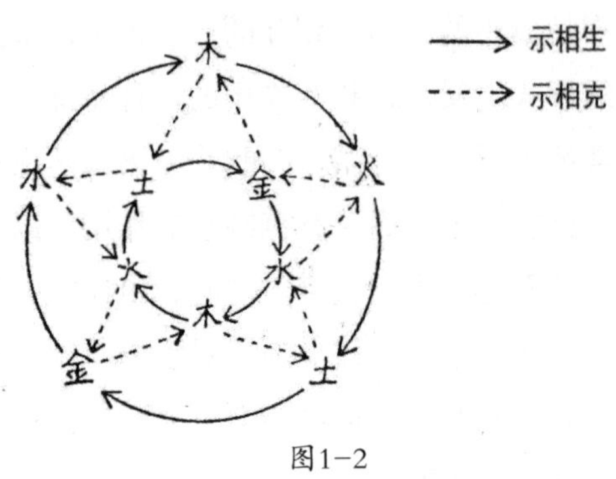

图1-2

木能克土，土能生金，金又能克木，从而使木不亢不衰，故能滋养火，而使火能正常生化。

火能克金，金能生水，水又能克火，从而使火不亢不衰，故能滋养土，而使土能正常生化。

土能克水，水能生木，木又能克土，从而使土不亢不衰，故能滋养精金，而使金能正常生化。

金能克木，木能生火，火又能克金，从而使金不亢不衰，故能滋养水，而使水能正常生化。

水能克火，火能生土，土又能克水，从而使水不亢不衰，故能滋养木，使木能正常生化。

五行学说认为，正是这种相反相成的生克制化，调节并保持了事物结构的相对协调平衡。因为相生相克的过程，也就是事物消长的过程，在此过程中，经常出现的不平衡的消长情况，其本身就是再一次相生、相克的调节，这样就会重复出现再一次的协调平衡。正是这种在不平衡之中求得平衡，而平衡又立刻被新的不平衡所替代的循环运动，推动着事物不断地变化和发展。

2. 五行的胜复调节

五行胜复调节图示

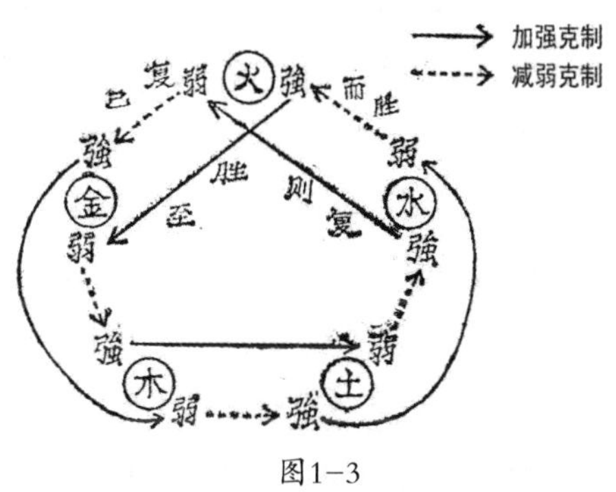

图1−3

所谓胜复调节，主要是指五行结构在反常的情况下，即在局部出现较大不平衡的情况下，通过相克关系而产生的一种大循环的调节作用，可使一时性偏盛偏衰的五行系统结构，经过调节由不平衡而再次恢复其平衡。如《素问·至真要大论》说:“胜至则复，复已而胜，不复则害。”此即指“五行胜复”而言。所谓“胜”，即指“胜气”，是指因为某行之气太过所引起的对“已所胜”的过度克制。而胜气的一旦出现，则势必招致一种相反的力量将其压抑下去，即所谓“复气”。故《至真要大论》又说:“有胜之气，其必来复也。”而且胜气重，复气也重，胜气轻，复气也轻。可以看出，在五行运动的这一法则中，亦包含着反作用的复气与作用的胜气，在数量上对等。正是由于如此，五行结构才能在局部出现较大不平衡的情况下，通过胜复调节，继续维持其整体的相对平衡。

例如：火气太过，作为胜气，则过分克金，而使金气偏衰，金衰不能制木，则木气偏胜，而加剧制土。土气受制则减弱制水之力，于是水便旺盛起来，从而把太过的火气克伐下去，使其恢复正常。若火气不足，则将受到水的过分克制，使火衰不能制金，引发金气胜盛，金气胜则加强抑木，使木衰无以制土，则必将引起土气胜以制水，水衰则制火力量减弱，从而使火气相应得到逐渐恢复，以维持其正常。

如果单纯有胜而无复，也就是说，当五行之中的任何一行出现有余（太过），而没有另一行的相应制约时，则五行结构协调关系就被破坏，就会出现紊乱的反常状态。

故《素问·六微旨大论》说："亢则害，承乃制，制则生化，外列盛衰，害则败乱，生化大病。"是说某一行之气过于亢盛，即会产生损害作用，只有随之而有相应的复气来制约它，方能保持正常关系的协调，有制约才能有生化。如某一行之气亢盛而无制则为害，可使生化之机紊乱败坏，从而产生严重疾病。

综上所述，我们可以把五行关系看作是阴阳相互关系的逻辑展开和补充。受作用者，通过某些中间环节反作用于作用者，产生反馈调节的效应，使系统保持相对平衡。这种反馈机制在自然界事物中是普遍存在的。从研究对象来说，五行学说与阴阳学说的区别，在于阴阳是为了说明物质世界最一般、最普遍的联系，而五行则试图刻画事物的结构关系和活动形式，而且五行学说研究的正是一种特殊的联系和运动规律。

（三）五行的相乘、相侮

相乘和相侮，是五行关系在外界因素的作用影响下所产生的反常现象。乘，即乘虚侵袭；侮，即恃强凌弱。

相乘，即相克太过，超过了正常制约的力量，从而使五行系统结构关系失去正常的协调。此种反常现象的产生，一般有两种情况：其一是被乘者本身不足，乘袭者乘其虚而凌其弱，如土气不足则木乘土（虚）；其二则袭者亢极，不受它行制约，恃其强而袭其应制之行，如木气亢极，不受金制，则木（亢）乘土，而使土气受损。

“相克”与“相乘”的区别：相克是五行正常情况下的制约关系；相乘是正常制约关系遭到破坏以后的过度克伐，是反常现象。在人体，相克是生理状态，相乘则为病理状态。

相侮又叫“反克”，是五行关系失调的另一种表现，同样也有两种情况：其一是被克者亢极，不受制约，反而欺侮克者，如金应克木，若木气亢极，不受金制，反来侮金，即为木（亢）侮金；其二是克者衰弱，被克者因其衰而侮之，如金本克木，若金气虚衰，则木因其衰而侮金，即为木侮金（衰）。

《素问·五运行大论》说：“气有余，则制己所胜而侮所不胜；其不及，则己所不胜侮而乘之，己所胜轻而侮之。”即是说，五行若某一行之气太过，则对其所胜（我克）之行过度制约，而发生相乘。而对其所不胜（克我）之行过度制约，而发生相侮，即反克。若某一行之气不足，则克我之行必过度制约而乘之。而己所胜者，即我克之行必因我之不足而反克相侮。

临床上肺咯血，肺（金）与肝（木），因肝郁化火，灼伤肺络，而见咯血，则为“木火刑金”（即木旺侮金），治疗常以清金（肺）抑木（肝）法。再如脾郁气滞，影响脾胃消化吸收，则为木乘土，治以扶土泄木法等。

六、五行学说在中医学中的应用

五行学说渗透于中医学领域，不仅促进了中医理论体系的形成，而且对于阐释人体的生理功能和病理现象，并指导临床诊断和治疗具有重要的意义。

（一）归属人体组织结构，反映内外环境统一

中医学运用了五行类比联系的方法，根据脏腑组织的性能特点，将人体的组织结构分属五行系统，从而形成了以五脏（肝、心、脾、肺、肾）为中心，配合六腑（胆、小肠、胃、大肠、膀胱、三焦），主持五体（筋、脉、肉、皮毛、骨），开窍于五官（目、舌、口、鼻、耳），外荣于体表（爪、面、唇、毛、发）等的脏腑组织的结构系统，为脏象学说的系统化奠定了基础。有关六腑中的三焦，历代颇多争议，指部位，分上、中、下三焦;《黄帝内经》称 " 孤腑 "；扁鹊《难经》称“原气之别使 "，与五脏无可配合，又名决渎之腑，故医家有三焦有名无形之说。

中医学根据“天人相应”的观点，运用事物属性的五行归类方法，将自然界的有关事物或现象也进行了归属，如：肝属东方甲乙木、心属南方丙丁火、脾属中央戊己土、肺属西方庚辛金、肾属北方壬癸水。并且，人体的五脏、六腑、五体、五官等与自然界中的五方、五季、五味、五色等相联

系。故《素问·六节脏象论》说：肝“通于春气”，心“通于夏气”，肺“通于秋气”，肾“通于冬气”。《素问·脏气法时论》说：“脾主长夏。”例如春应于东方，风气主令，故气候温和，阳光生发，万物滋生。人体之肝气与之相应，故肝气旺于春。所以《素问直解》说：“随天之五气，地之五行，人之五脏，而应象者也，故为苍、为角、为呼、为握、为目、为酸、为怒，惟东方风木之肝为然耳。”

（二）说明脏腑的生理功能与某些相互联系

根据五行之特性，说明五脏的某些生理特性和功能作用。

木性可曲可直，条顺而畅达。肝属木，故肝喜调达而恶抑郁，并有疏泄之功能。

火性温热而炎上。心属火，故心阳有温煦之功能，心火易于上炎。

土性敦厚，有生化万物之特性。脾属土，故脾有消化水谷，运输精微，营养五脏六腑、四肢百骸的功能，又为气血生化之源。

金性清（肃）收敛。肺属金，故肺具有清宣（肃）降之功能。

肾属水，闭藏之性，水性润下，开窍二阴，故肾主水液之蒸化和排泄，并有藏精之功能。

1. 脏腑之间的相互滋生

肾藏精，古有精血同源，肝能藏血，肾精可以化生肝血，此即肾水滋养肝木。乙癸同源，即水生木，肝藏血，心主血脉，肝之收贮藏血液和调节血量功能正常，则有助于心主血脉功能的正常发挥，此即肝木上济心火，即木生火；心主血脉，又主神志。脾主运化为气血生化之源，又主统血，心之阳热可以温运脾阳，心主血脉功能正常，血能营脾，脾才能发挥主运化、生血、统血之功能，此即心火温运脾土，即火生土；脾主运化，化生气血，肺主气而宣发肃降，脾功能正常则可转输精微，益气以充肺，从而维持肺主气之功能，并使之宣肃正常，此即是土能生金；肺主气，职司清肃，肾主藏精纳气，肺气肃降则有助于肾精之固秘和气之摄纳，肺气肃降，水道通调，并能促进肾主水功能的发挥，此即是肺金滋养肾水，即金生水。可以看出，五脏之间相互滋生的关系，即是运用五行相生的理论来阐明的。

2. 脏腑之间的相互制约关系

如肺气肃降，气机调畅，可以抑制肝气之上逆、肝阳之上亢，此即金克木。肝气的条达，可以疏泄脾土的壅滞，此即木克土。脾气运化，可以调节肾主水功能，以防止水湿的泛滥，此即土克水。肾水的滋润，上济于心，可以制约心火的亢炎，此即水克火。心之阳热上炎，可以制约肺气的清肃太过，此即火克金。亦可看出，五脏之间在生理功能上的相互制约关系，亦是运用五行相克理论来阐明的。

总之，五脏之间的生克关系，说明每一脏在功能上有他脏的支助，因而本脏不至于虚损，又有他脏的制约，因而使其不致过亢。若本脏之气过盛，则有他脏之气制约，而本脏之气虚损，则又有他脏之气滋养。可见，通过这种生克关系，即把脏腑紧密地联系成一个整体，从而维持了人体内环境的对立统一。

（三）概括脏腑病变的某些发病和传变规律

1. 关于疾病的发生

由于五脏外应五时，故四时六气发病的规律，一般是主时之脏首先受邪而发病。如春天之时，肝先受邪；夏天之时，心先受邪；长夏之时，脾先受邪；秋天之时，肺先受邪；冬天之时，肾先受邪。此即是主时之脏受邪发病的一般规律。但是，亦可导致所胜或所不胜之脏受病，如气候失常，时令未至而气先至，则属太过；时令已至而气未至，则属不及。太过之气的发病规律，不仅可以侮其所不胜之脏，而且还可乘袭其所胜之脏。同时，即使是生我之脏亦有发病之可能。不及之气的发病规律，则不仅是所胜之脏妄行而反侮，所不胜之脏乘袭而发病。同时，即使生我之脏亦因受累而有发病之可能。这是根据五行生克乘侮规律而推论的。此种发病情况的推测，虽不能完全符合临床发病的客观规律，但却说明了疾病之发生，确实受着自然界气候变化的影响。《素问·六微旨大论》说："帝曰：其有至而至，有至而不至，有至而太过，何也？岐伯曰：至而至者和；至而不至，来气不及也；未至而至，来气有余也。帝曰：至而不至、未至而至如何？岐伯曰：应则顺，否则逆，逆则变生，变生则病。"

2. 关于疾病的传变

脏腑病变的相互影响，谓之"传变"，即本脏之病可以传至他脏，而他脏之病也可以传至本脏。从五行规律来说，病理上的传变主要是应用五行相生的母子关系，以及五行相克的乘侮关系，来说明脏腑间疾病相互影响的传变规律。

（1）母子关系传变

包括“母病及子”和“子病犯母”两种情况。

母病及子，又称“母虚累子”，系病变从母脏传来，并依据相生方向侵及属子的脏器。临床多见先有母脏证候，继而又见子脏证候。如水不涵木证，即肾阴亏虚，不能滋养肝阴，阴不制阳，以致肝阳上亢，可见腰膝酸软、耳鸣遗精、眩晕、健忘失眠、急躁易怒、咽干口燥、五心烦热、颧红盗汗等症。

由于其病由肾及肝，由母传子，根据相生关系，病情虽然可能有所发展，但相互滋生作用不绝，故病情较轻。所以，《难经》说：“从后来者为虚邪。”从后来者，即病变从生我之脏传来。《难经经释》又说：“邪挟生气（相生之气）而来，虽进易退。”故病轻。

子病犯母，又称“子盗母气”，系病变从子脏传来，侵及属母的脏器，临床多见先有子脏的证候。继则又见母脏的证候，如心肝火旺证，即心火亢盛而致肝火上炎，可见心烦失眠，或狂躁谵语，口舌生疮，舌尖红赤疼痛，又兼见烦躁易怒，头痛眩晕，面红目赤等症。肝为母，心为子，其病由心传肝，由子及母，则病情较重。如《难经》说“从前来者为实邪”，所谓从前来者，即传我生方向传来。故《难经经释》又说：“受我之气者（即我所生者），其力方旺（子壮母衰），还而相克（子气反而克制母气），其势必甚（病势较重，发展亦快）。”即由于母气不敌子气，因而邪盛病重。

（2）乘侮关系传变

主要包括“相乘传变”和“相侮传变”两种情况。

相乘传变，即相克太过而导致疾病传变，如木亢乘土，即肝脾不和证或肝胃不和证，临床多见肝气横逆，侵及脾胃，导致消化吸收功能紊乱，故可先见肝病证候，继则又见脾气虚弱或胃失和降证候。如肝气横逆，则见烦躁易怒、胸闷胁痛、眩晕头痛等症。横逆犯胃则继见纳呆、嗳气、吞酸、呕吐等胃失和降之症，横逆及脾则继见脘腹胀满、厌食、大便溏泄或不调等脾虚失运之症。

由于病从相克方面传来，侵及被克脏器，故病情发展较重，正如《难经》说："从所不胜来者为贼邪。"《难经经释》亦解释说："所不胜，克我也，脏气本已相制，而邪气挟其力而来，残削必甚，故为贼邪。"

相侮传变，即反克为害。如木火刑金，及肝火犯肺之证，临床多见胸胁疼痛、口苦、烦躁易怒、脉弦数等肝火亢盛之症，又继见咳嗽，甚则咯血，或痰中带血等肺失清肃之候。由于肝病在前，肺病在后，病变由被克脏器传来，故属相侮规律传变，所以《难经》说："从所胜来者为微邪。"《难经经释》解释说："所胜，我克也。脏器受制于我，则邪气不能深入，故为微邪。"因此病变较轻。

应当指出，所谓五行母子或乘侮关系之病理传变，在临床上并不是必定要发生的，此种传变发生与否，与脏气虚实、病邪性质，以及护理治疗等多方面因素或条件有关。一般来讲，脏气虚则传，脏气不虚则不传或难以传变，对此应灵活对待，不能机械理解。

（四）用于指导疾病的诊断和治疗

人体本身是一个有机的整体，内部脏腑有病可以反映于机体的体表，故《灵枢·本脏》说："视其外应，以知其内脏，则知所病矣。"一般来说，人体内脏的功能活动及其相互关系的异常，皆可从色泽、声音、形态、口味、脉象、舌苔等方面反映出来，故《难经·六十一难》说："望而知之者，望见其五色，以知其病。闻而知之者，闻其五音，以别其病。问而知之者，问其所欲五味，以知其病所起所在也。切脉而知之者，诊其寸口，视其虚实，以知其病，病在何脏腑也。"

可以看出，正是由于对五脏与五色、五音、五味等以五行分类归属，作了一定的联系，这种五脏系统的层次结构，即为诊察疾病奠定了理论基础。因此，在临床诊断上，我们即可综合四诊材料，根据五行所属支配其生克乘侮规律推断病情。如面见青色，喜食酸味，两肋胀痛，脉弦，即可诊为肝病；面见赤色，口味苦，舌尖红或糜烂，脉洪或数，则可诊为心火亢盛；而脾虚病人，面色青，口泛酸水，则可诊为肝木乘土、肝脾不和之证。

一般来说，中医诊病很重视色诊与脉诊的结合应用，且能从客观上大致反映出疾病的状况。但是，欲从色脉来判断病情的发展趋势，则又与五行生克有关。《医宗金鉴·四诊心法》指出："色脉相合，已见其色，不得其脉，得克则死，得生则生。"如肝病，色青而见弦脉，是为色脉相符。如不见弦脉而反见浮脉，则属相克之脉，即脉克色（金克木）为逆；若得沉脉，则属相生之脉，即脉生色（水生木）为顺。

关于指导临床治疗方面，主要在于控制疾病的传变和确定治则治法。

1. 控制疾病的传变

疾病的发生，主要是由于人体的脏腑阴阳气血功能失调所致，而脏腑组织的功能失调，也必然反映于内脏的生克制化关系的失常。疾病的传变，亦常是一脏受病而波及他脏，或他脏受病而传至本脏。因此，在治疗时，除对所病本脏进行适当调理外，应特别考虑与其相关脏腑之间的传变关系，并依据五行学说的生克乘侮规律，来调整其太过或不及，以控制其疾病的传变，使之恢复正常的功能活动。

如肝脏有病，则应先强健脾胃，以防其传变。脾胃不伤，则疾病不传，且易于痊愈。所以，《难经·七十七难》说："见肝之病，则知肝当传之于脾，故先实脾气。"所谓"实脾"，即健脾，调补脾气之意。这种当先实脾，防其传变的原则，充分体现了中医治疗学上的整体观点。

然而，疾病的传变与否，还取决于脏腑的机能状态，即五脏虚则传，实则不传，故采取预防疾病传变的治疗方法，还应考虑当时脏腑的实际情况。《金匮要略》指出："见肝之病，知肝传脾，当先实脾，四季脾旺不受邪，即勿补之。"即是此意。

总之，临床中，我们既要掌握疾病在发展过程中的传变规律，并根据其生克乘侮规律及早控制其传变，防患于未然，又要根据具体病情进行辨证论治，切勿把五行的某些关系当作刻板的公式而机械地运用，应当具体问题具体分析，灵活对待。

2. 确定治疗原则和治疗方法

主要根据五行相生或相克规律，来确定某些治疗方法，其主要内容有如下几方面。

一是根据相生规律确定治疗原则。

多用于母病及子或子病犯母（即子盗母气）等证候,《难经·六十六难》说:“虚则补其母，实则泻其子。”故其基本治疗原则，即是补母或泻子。

补母：主要适用于母子关系失调的虚证。如肾阴不足，不能滋养肝木，而致肝阴不足，肝阳亢逆者，称为水不生木或水不涵木。其治疗原则是不直接治肝，而是补肾之虚。肾为肝母，肾水可以生肝木，故补肾水，可以生养肝木，滋肾阴即可以敛肝阳。又如肺气虚弱发展到一定的程度，可影响其脾之健运，导致脾虚。脾土为母，肺金为子，土能生金，故可用补脾益肺的方法进行治疗。此即“虚则补其母”的含义。

泻子：主要适用于母子关系失调的实证。如肝火炽盛，有升无降，出现肝实证时，则肝木是母，心火是子，故肝病是实火的治疗，可采用泻心法，如龙胆泻肝汤、丹栀逍遥丸，即泻心火以助于泻肝火，此即“实则泻其子”的含义。

此外，运用相生规律来进行治疗，除母病及子或子病犯母外，尚有单纯的子病虚证，亦可运用母子关系，兼顾补母以加强其相生之力量，而有助于子脏虚证之恢复。

根据五行相生规律而确定的治疗方法，临床常用者有如下几种。

（1）滋水涵木法

滋水涵木法是通过滋养肾阴以养肝阴，从而涵敛肝阳的治疗方法，又称滋肾养肝法、滋补肝肾法、乙癸同源法。主要运用于肾阴亏损而致肝阴不足，甚则肝阳偏亢之证，临床可见头目眩晕、眼干目涩、耳鸣颧红、口干、五心烦热、腰膝酸软、男子遗精、女子月经不调、舌红少苔、脉细弦数等。方如六味地黄汤等。

（2）金水相生法

金水相生法是滋补肺肾阴虚的一种治疗方法，又称补肺滋肾法、滋养肺肾法。主要适用于肺虚不能输布津液以滋肾，或肾阴不足，精气不能上荣于肺，以致肺肾阴虚者。临床可见咳嗽气逆、干咳或咯血、音哑、骨蒸潮热、盗汗、遗精、腰酸腿软、身体消瘦、口干、舌红少苔、脉细数等。治疗如百合固金汤等。

（3）培土生金法

培土生金法是指补脾益气而达到补益肺气的方法，又称补养脾肺法。主要适用于脾虚胃弱，不能滋养肺而致肺脾虚弱之证。临床可见久咳不已、痰多清稀或痰少而黏、食欲减退、大便溏薄、四肢乏力、舌淡脉弱等症。方如参苓白术散等。

（4）补火生土法

火者肾阳，亦即命火，土者脾胃，脾胃的纳化功能，有赖阳的温煦。若肾阳不足，土失温煦，则可出现火不生土之证，故本法常选用壮骨温阳的药物组成方剂，以治疗火不生土，脾胃虚弱所致诸证，如脾肾虚寒、舌淡苔白、五更泄泻、腹痛肠鸣、脉象沉细等。方药如四神丸等。

二是根据相克规律以确定治疗原则。

临床上多用于由于相克关系紊乱而出现的乘侮病症，主要有相克太过、相克不及和相侮（反克）之不同。其治疗主要是应用抑强或扶弱，并侧重于制其强盛，以使弱者易于恢复。此外，在必要时，亦可在强盛一方尚未发生相乘病变时，利用相克规律，预先加强被克者的力量，从而防止病情的发展。

抑强：主要适用于相乘、相侮病症。如肝气横逆犯胃或乘脾，出现肝脾不调或肝胃不和之症，称之为木旺乘土，治则应以疏肝、平肝方法为主。如由于脾胃壅滞，影响及肝，而致肝气失于条达疏泄者，则可成土壅木郁之证，是为相侮（反克）病症，其治疗则当以运脾和胃为主。总之，抑制其强，则被克者之机能自然易于恢复。

扶弱：主要适用于相克不及或因虚被乘所产生之病症。如肝虚气郁，影响脾胃健运，则称之为木不疏土，治宜补肝和肝为主，兼顾健脾为法。若因土虚木乘所致的肝脾或肝胃失和病症，则治宜健脾和胃和肝理气为法。总之，扶助其弱，则有助于恢复其相互制约关系的协调。

根据五行相克规律确定的治疗方法，临床常用者有以下几种。

（1）抑木扶土法

抑木扶土法是以疏肝健脾药物治疗肝气亢逆、脾虚失运的一种方法，又称疏肝健脾法。主要适用于肝郁脾虚病症，临床可见胸闷胁胀，不思饮食，腹胀肠鸣，大便或溏，或见脘痞胀痛，嗳气等症。

（2）培土制水法

培土制水法又称崇土治水法，是用温运脾阳或健脾温肾药物，用以治疗水湿停聚病症的一种方法，又称健脾温肾利水法。主要适用于脾虚不运或脾肾阳虚，水湿泛溢而致水肿胀满证候。

（3）佐金平木法

佐金平木法是指清肃肺气，以抑制肝火亢盛的一种治疗方法，又称泻木清金法、泻肝清肺法。主要适用于肝火亢逆，灼伤肺金，影响肺气清肃之“木火刑金”证候，可见胁痛，口苦，咳嗽咯血，或痰中带血，急躁烦闷，脉弦数等症。

（4）泻南补北法

泻南补北法即泻心火、补肾水的一种治疗方法，又称泻火补水法、滋阴降火法。主要适用于肾阴不足，心阳偏亢，水火不济，心肾不交之证。临床可见腰膝酸软，心烦失眠，遗精，心悸健忘，或潮热盗汗等症。

应当指出，肾为水火之脏，肾阴虚亦能使相火偏亢或妄动，从而出现性机能亢奋、梦遗、耳鸣、喉痛、咽干等症。此属肾脏本身之阴阳偏盛偏衰，不能与五脏相互关系之水不制火混为一谈。

同样，五行的生克关系，对于精神疗法亦有一定的指导意义。精神疗法，主要适用于情志失调疾病。中医学认为情志活动与五脏密切相关，是五脏精气之反映，五脏之间存在着生克关系，故情志之间同样存在着相互生克的关系。故在临床上可以运用情志之间的相互制约关系，来达到治疗的目的。如《素问·阴阳应象大论》说：怒伤肝，悲胜怒，喜伤心，恐胜喜，思伤脾，怒胜思，忧伤肺，喜胜忧，恐伤肾，思胜恐……这些即是运用五行的相克关系在情志活动中相互抑制的作用，调整情志，从而达到治疗情志性病症的目的。

近年来，已出现多篇用控制论观点来阐释中医理论的文章，一般认为中医学的五行学说与控制论的原理有许多相似之处。例如，五行的生克制化反映了人体的自控调节原理，含有“反馈”的概念；五行所反映的因果转化规律，亦含有控制论的程序概念（即程序控制）；五行归类的“比象取类”方法，与控制论的同构系统概念相似。五行的五个系统，形成了多路多级的反馈调节的闭合系统，从而维持着自控系统的稳定。而五行的制化调节和胜复调节，则正是对五行结构稳态机制进行自动控制的概括。而控制论学家艾什比在《大脑设计》中所画的“内稳定器模型”，是由 A、B、C、D、E 五个字母组成，其形状与外圆内星的五行生克图形一模一样。

五行学说，重视系统整体的动态平衡，注意到了事物运动的周期规律，确是难能可贵的，但有时似乎把平衡绝对化，把事物运动的周期规律看作封闭式的循环往复，对于事物发展的螺旋式上升，尚欠明确的阐释，等等。这些缺陷或不足，乃是古代的辩证法和朴素的系统论导致的，由于历史的局限性是不可避免的。为此，需要我们应用科学的唯物辩证法去加以修正。

第二章　运气学说

运气，是五运六气的简称。《黄帝内经·素问》中所载《天元纪大论》《五运行大论》《六微旨大论》《气交变大论》《五常政大论》《六元正纪大论》《至真要大论》，是专门论述古代运气学说的七篇文章，又称“运气七篇”。

清代名医雷少逸（1833—1888）在《五运六气》中说：“治时令之病，宜乎先究运气。”戴人（张从正）说：“不读《五运六气》，检遍方书何济。”《素问·气交变大论》说：“夫道者，上知天文，下知地理，中知人事。”《素问·六节脏象论》：“不知年之所加，气之盛衰，虚实之所起，不可以为工矣。”又说“必先岁气，无伐天和”（《素问·五常政大论》）。这里的天，谓司天；岁，谓岁支。司天行天之气，岁支行地之气，即后面所述“运气”。

一、什么叫五运六气

五运六气学说，主要由“五运”和“六气”两部分组成。

1. 五运，就是木、火、土、金、水五行五方之气的运动。

2. 六气，即三阴三阳，指厥阴、少阴、太阴、少阳、阳明、太阳，也指风、寒、暑、湿、燥、火六种气候变化要素。总之，五运六气学说，就是运用五运和六气的运动节律及其相互化合，来解释天体运动对气候变化，以及天体运动、气候变化对生物及人类的影响。

二、五运与六气的关系

五运，是形成气候变化的地面因素，它来自五方的气流运动。六气，研究存在于空间的风热火湿燥寒 6 种气候变化要素的变化规律，它是气候变化的空间因素，与太阳活动直接相关。

1. 五运歌

肝属东方甲乙木，心属南方丙丁火；

脾属中央戊己土，肺属西方庚辛金。

肾属北方壬癸水。

2. 六气诀

厥阴风木，少阴君火，太阴湿土；

少阳相火，阳明燥金，太阳寒水。

五运六气的变化：五运与六气相互化生，人体中五脏与六腑、六经也相互影响。马莳说：五运属阴，守于地内。六气属阳，周于天外。其化生于人也，五运化生五脏，属内；六气化生六腑十二经，属外。

三、天干地支

1. 天干：甲、乙、丙、丁、戊、己、庚、辛、壬、癸，称十干。

“十干”本是古代记录物候的符号，至殷代被用作计算天、日次第的符号，所以名为“天干”。

2. 地支：子、丑、寅、卯、辰、巳、午、未、申、酉、戌、亥，称“十二支”。十二支也是古代记录物候的符号。

地支计象，是与一年中十二个月分生物发展的形象相吻合的，因而把十二支分建于十二月，标志生物发展的形态，称为“月建”（见表 2–1）。

表2–1　月建表

<table>
<tr><td colspan="3">春</td><td colspan="3">夏</td><td colspan="3">秋</td><td colspan="3">冬</td></tr>
<tr><td>正月</td><td>二月</td><td>三月</td><td>四月</td><td>五月</td><td>六月</td><td>七月</td><td>八月</td><td>九月</td><td>十月</td><td>十一月</td><td>十二月</td></tr>
<tr><td>寅</td><td>卯</td><td>辰</td><td>巳</td><td>午</td><td>未</td><td>申</td><td>酉</td><td>戌</td><td>亥</td><td>子</td><td>丑</td></tr>
</table>

表2–2　干支五方五行属表

<table>
<tr><td>五方</td><td colspan="2">东</td><td colspan="2">南</td><td colspan="4">中</td><td colspan="2">西</td><td colspan="2">北</td></tr>
<tr><td>五时</td><td colspan="2">春</td><td colspan="2">夏</td><td colspan="4">长夏</td><td colspan="2">秋</td><td colspan="2">冬</td></tr>
<tr><td>五行</td><td colspan="2">木</td><td colspan="2">火</td><td colspan="4">土</td><td colspan="2">金</td><td colspan="2">水</td></tr>
<tr><td>十二月</td><td>一</td><td>二</td><td>四</td><td>五</td><td>三</td><td>六</td><td>九</td><td>十二</td><td>七</td><td>八</td><td>十</td><td>十一</td></tr>
<tr><td>天干</td><td>甲</td><td>乙</td><td>丙</td><td>丁</td><td colspan="2">戊</td><td colspan="2">己</td><td>庚</td><td>辛</td><td>壬</td><td>癸</td></tr>
<tr><td>地支</td><td>寅</td><td>卯</td><td>巳</td><td>午</td><td>辰</td><td>未</td><td>戌</td><td>丑</td><td>申</td><td>酉</td><td>亥</td><td>子</td></tr>
</table>

地支的五行属性，木是东方之气，寅卯建于正月、二月，位于东方；火是南方之气，巳午建于四月、五月，位于南方；金是西方之气，申酉建于七月、八月，位于西方；水为北方之气，亥子建于十月、十一月，位于北方；土为中央之气，

寄旺于四维，在四季末各十八日寄治，辰、未、戌、丑建于三、六、九、十二月，位于四季之末，故配中央。

表2–3　天干地支阴阳分属表

天干	阳干	甲	丙	戊	庚	壬	
	阴干	乙	丁	己	辛	癸	
地支	阳支	子	寅	辰	午	申	戌
	阴支	丑	卯	巳	未	酉	亥

天干地支的阴阳分属、运气学说，是以阴阳五行学说为其理论基础的，因此，干支必然有其阴阳属性，有阴有阳之性，方能运动变化。

天干地支的阴阳属性，是以奇偶数数位为依据的，奇数位为阳，偶数位为阴，所谓“先言者为阳，后言者为阴”。如：甲为阳木，乙为阴木；丙为阳火，丁为阴火；戊为阳土，己为阴水；庚为阳金，辛为阴金；壬为阳水，癸为阴水。

阳有木火土金水，阴有木火土金水，五行中有阴阳就能运，阴阳中有五行就能化，自然界阴阳五行的不断运动、不断生化，一切事物就能生长，生化不息。

表2–4　六十甲子表

甲子	乙丑	丙寅	丁卯	戊辰	己巳	庚午	辛未	壬申	癸酉
甲戌	乙亥	丙子	丁丑	戊寅	己卯	庚辰	辛巳	壬午	癸未
甲申	乙酉	丙戌	丁亥	戊子	己丑	庚寅	辛卯	壬辰	癸巳
甲午	乙未	丙申	丁酉	戊戌	己亥	庚子	辛丑	壬寅	癸卯
甲辰	乙巳	丙午	丁未	戊申	己酉	庚戌	辛亥	壬子	癸丑
甲寅	乙卯	丙辰	丁巳	戊午	己未	庚申	辛酉	壬戌	癸亥

四、甲子

天干与地支的配合，天干在上，地支在下，上下组合起来，就叫甲子。《素问·六微旨大论》说：“天气始于甲，地气始于子，子甲相合，命曰岁立，谨候其时，气可与期。”

天干为十始于甲，地支为十二始于子，天干与地支循环相配，可成甲子、乙丑、丙寅等60组，这60个组合，称“六十甲子”。

古代就是以甲子、乙丑等来纪年、纪月、纪日，来推算四时（春、夏、秋、冬）、廿四节气（如立春、雨水、惊蛰、春分等）。《素问·六节脏象论》说：“五日谓之候，三候谓之气，六气谓之时，四时谓之岁，而各从其主治焉。五运相袭，而皆治之，终期之日，周而复始，时立气布，如环无端。”

五、天干纪运

推算出值年的岁运，主运和客运，以及五运之气的太过不及，以五行配天干，就叫“十干统运”，也叫“十干纪运”。

1. 岁运

岁运，指统主一年的五运之气。如《素问·五运行大论》说：“首甲定运，余因论之。鬼臾区曰：土主甲己，金主乙庚，水主丙辛，木主丁壬，火主戊癸。”

凡是土运主治甲己年，金运主治乙庚年，水运主治丙辛年，木运主治丁壬年，火运主治戊癸年。对此，历代有不同的解释，《素问·五运行大论》则提出五气经天说：“丹天之气经于牛女戊分，黅天之气经于心尾己分，苍天之气经于危室柳鬼，素天之气经于亢氐昂毕，玄天之气经于张翼娄胃。所谓戊己分者，奎壁角轸，则天地之门户也。”

明代张景岳提出正月建干、五行相生而化的说法，他在《类经图翼》中说:“月建者，单举正月为法。如甲己之岁，正月首建丙寅，丙者火之阳，火生土，故甲己为土运。乙庚之岁，正月首建戊寅，戊者土之阳，土生金，故乙庚为金运。丙辛之岁，正月首建庚寅，庚者金之阳，金生水，故丙辛为水运。丁壬之岁，正月首建壬寅，壬者水之阳，水生木，故丁壬为木运。戊癸之岁，正月首建甲寅，甲者木之阳，木生火，故戊癸为火运。此五运生于正月之建者也。”

岁运，又称中运，运是因为五行之气处于天地气升降之中的缘故。因为运居其中，并随气流的运动而先升降，所以称之“中运”。又因为岁运是一运统治一岁，所以也有称为“大运”的。

2. 主运

五运之气，分别主治一年五时的叫“主运”。主运之气，主治一年五时（春、夏、长夏、秋、冬）正常气候的变化，每运主一时，依五行相生的顺序，始于木运，终于水运，年年不变。五运主五时，每运主七十三日零五刻，合计三百六十五日零二十五刻，正合周天之数。

初运木运，在大寒节当日交运；二运火运，在春分节后十三日交运；三运土运，在芒种后十日交运；四运金运，在处暑后七日交运；五运水运，在立冬后四日交运。五运分主五时，是一年气候的常规，五运轮转，周而复始。

五运的五行属性固定不变，但主运五步各有太过和不及的变化，推算时，须用“五音建运”“太少相生”“五步推运”三步方法进行推算。

（1）五音建运

五音，即角、徵、宫、商、羽。角为木音，徵为火音，宫为土音，商为金音，羽为水音。五音建运，就是以五音为符号，分别建于五运（主运）之中，根据五音的太、少来推求主运五步的太过和不及。

（2）太少相生

太，即太过、有余；少，即不及、不足。五运的十干分阴阳，凡阳干的都属太，阴干的都属少。例如：甲己土运，甲属阳土为太宫，己属阴土为少宫；乙庚金运，乙属阴金为少商，庚属阳金为太商；丙辛水运，丙属阳水为太羽，辛属阴水为少羽；丁壬木运，丁属阴木为少角，壬属阳木为太角；戊癸火运，戊属阳火为太徵，癸属阴火为少徵。

十干分阴阳，五音分太少，依循十干的顺序，也就是太少相生的顺序。正如张介宾说：“太者属阳，少者属明，阴以生阳，阳以生阴，一动一静，乃成易道。故甲以阳土，生乙之少商；乙以阴金，生丙之太羽；丙以阳水，生丁之少角；丁以阴木，生戊之太徵；戊以阳火，生己之少宫；己以阴土，生庚之太商；庚以阳金，生辛之少羽；辛以阴水，生壬之太角；壬以阳木，生癸之少徵；癸以阴火，复生甲之太宫。”

（3）五步推运

主运虽然始于木角音，循五行相生之顺序，终于水羽音，年年不变，但初运是太角还是少角，是太生少还是少生太，也就是主运各自太过还是不及，这就需要用五步推运之法。

其方法是以当年年干的属太（阳干）属少（阴干），逐步推至角，便可得出初运是太角还是少角，然后循太少相生而定二三四终运的太少。例如：

甲年属阳土，岁运属太宫用事。即从太宫本身上推，生太宫的是少徵，生少徵的是太角，则甲年主运的初运为太角。太少相生，二运为少徵，三运为太宫，四运为少商，终运为太羽。

己年为阴土，岁运属少宫用事。即从少宫本身向上推，生少宫的是太徵，生太徵的是少角，则己年主运的初运为少角，太少相生，而终于少羽。

乙年为阴金，岁运属少商用事。即从少商本身上推，生少商的是太宫，生太宫的是少徵，生少徵的是太角，则乙年主运的初运是太角，太少相生终于太羽。

庚年为阳金，岁运属太商用事。即从太商本身向上推，生太商的是少宫，生少宫的是太徵，生太徵的是少角，则庚年主运的初运是少角，太少相生而终于少羽。

依此类推。

3. 客运

客运与主运相对而言，因其十年内年年不同，如客之来去，故名客运。

客运与主运相同点有二：一是五运之分主一年五时，每运主七十三日零五刻；二是循五行相生之序，太少相生，五步推运，它们的不同在于客运随善岁运而变，不同于主运的初木、二火、三土、四金、五水，年年不变。

六、地支纪元

六气是气候变化的本元，三阴三阳是六气的标象，标本相合，就是风化厥阴、热化少阴、湿化太阴、火化少阳、燥化阳明、寒化太阳。六气之本元，又称“六元”。

1. 主气、客气、客主加临

每年的六气为主气、客气及客主加临三种情况，在观察主气的常序上，结合客气来分析气候变化对生物的影响，推求的方法就是以当年纪年的地支来作为推演的工具，这就叫“地支纪气”。《素问·五运行大论》说：“子午之上，少阴主之；丑未之上，太阴主之；寅申之上，少阳主之；卯酉之上，阳明主之；辰戌之上，太阳主之；巳亥之上，厥阴主之。”上指上位，即司天之位。子午年，为少阴君火主司天之位。余仿此（见表2–5）。

表2–5 十二支配六气表

十二支	子午	丑未	寅申	卯酉	辰戌	巳亥
三阴三阳	少阴	太阴	少阳	阳明	太阳	厥阴
六气	君火	湿土	相火	燥金	寒水	风木

2. 主气

主气，是主司一年的正常气候变化，也就是季节性的气候变化，所以又叫主时之气。清代尤怡说：“主气，应节候而分，布岁以为常也。”六气学说以主气说明一年中六个阶段（初主气、二主气、三主气、四主气、五主气、终之气六步）的正常气候。

主气六步：主气一年分六步，一步主四个节气，也就是六十天八十七刻半，始于厥阴风木，终于太阳寒水，年年不变。

第一步，厥阴风木为初之气，斗建从丑中到卯中，即大寒节到春分节，相当于十二月中到二月中。木生火，第二步少阴君火为二之气，斗建从卯中到巳中，即春分节到小满节，相当于二月中到四月中。君相同气相随，第三步少阳相火为三之气，斗建从巳中到未中，即小满节到大暑节，相当于四月中到六月中。火生土，第四步太阴湿土为四之气，斗建从未中到酉中，即大暑节到秋分节，相当于六月到八月中。土生金，第五步阳明燥金为五之气，斗建从酉中到亥中，即秋分到小雪节，相当于八月中到十月中。金生水，第六步太阳寒水，为终之气，斗建从亥中到丑中，相当于十月中到十二月中。《素问·六微旨大论》说："显明之右，君火之位也；君火之右，退行一步，相火治之；复行一步，土气治之；复行一步，金气治之；复行一步，水气治之；复行一步，木气治之；复行一步，君火治之。"王冰说："日出谓之显明。"显明在正东偏北卯位，自东而南延，即为右行。

3. 六气主病

一切外感病，称时病，也称六气为病，二者是统一的。外感热病必须掌握季节性，一年十二个月，有六个气候上的变化，即风、火、暑、湿、燥、寒。治疗时病，要掌握这个规律。

（1）大寒、立春、雨水、惊蛰，这四个节气六十天，叫初之气，主厥阴风木。此时外感病，称风温、春温，亦有应温反寒，而病寒疫。

（2）春分、清明、谷雨、立夏，为二之气，主少阴君火。吴鞠通《温病条辨》自序："来岁己未湿土正化，二气中温疠大行。"指的就是这个节气，其病多属温热病的范围。

（3）小满、芒种、夏至、小暑，为三之气，主少阳相火，叫作暑病，积温成热，积热成火。到这个季节，外感病多在暑证范围。

（4）大暑、立秋、处暑、白露，为四之气，主太阴湿土，叫湿温。这是多雨的季节，这时的外感病，多属湿温。

（5）秋分、寒露、霜降、立冬，为五之气，主阳明燥金，叫作"秋燥"。这个季节，雨水少了，自然界万物枝萎叶黄，干枯了，因而谓之燥。

（6）小雪、大雪、冬至、小寒，为终之气，主太阳寒水。这时候，伤寒病就多了；但冬阳偏胜，气候应寒反温，亦有冬温。

六气为病，年年如此，气候正常则发病少，反之则发病多一些。环境卫生好，可以减少四时疾病的流行。

4. 亢害承制

六气主时，主司季节性正常气候的变化，必须下承之气的抑制。《素问·六微旨大论》说："相火之下，水气承之；水位之下，土气承之；土位之下，风气承之；风位之下，金气承之；金位之下，火气承之；君火之下，阴精承之。"下，指下承之气，即相抑制之气。承，抑制、防止、随之的意思。如果没有下之气的抑，就会使主时之气过亢，亢则生化大病。所以《素问·六微旨大论》又说："亢则害，承乃制，制则生化，外列盛衰，害则败乱，生化大病。”

5. 客气

客气就是天阳之气本身的盛衰变化，也就是三阴、三阳之气。客气虽然和主气同样也是每年分六步走，但二者在六步的次第上则完全不同，并且还随着纪年的地支而变化。

客气六步的次第，是以阴阳为序，二阴在前，三阳在后，它的顺序是：一阴厥阴风木，二阴少阴君火，三阴太阴湿土，一阳少阳相火，二阳阳明燥金，三阳太阳寒水。

客气每岁循环，依年推算，如子午之年，初为寒水，二为风木，三为君火，四为湿土，五为相火，终为燥金。又如丑未，初为风木；寅申，初为君火；卯酉，初为湿土；辰戌，初为相火；巳亥，初为燥金，此客气也。

七、司天、在泉

1. 司天

司天就是轮值主司天气之令的意思。刘温舒说：“司天者，司之为言，值也。主行天之令，上之位也。”

上之位，即正南方主气的三气之上，它的轮值是以纪年的地支为推演工具。《素问·天元纪大论》：“鬼臾区曰：子午之岁，上见少阴；丑未之岁，上见太阴；寅申之岁，上见少阳；卯酉之岁，上见阳明；辰戌之岁，上见太阳；巳亥之岁，上见厥阴。少阴所谓标也，厥阴所谓终也。”凡逢子午年，则为少阴君火司天；丑未年，则为太阴湿土司天；寅申年，则为少阳相火司天；卯酉年，则为阳明燥金司天；辰戌年，则为太阳寒水司天；巳亥年，则为厥阴风木司天。每年三气为司天，终气为在泉。

2. 在泉

在泉与司天相对之气，叫“在泉”。在泉的位置在正北，即主气的终之气上。所以子午少阴与卯酉阳明燥金相对，二者互为司天在泉；丑未太阴湿土与辰戌太阳寒水相对，二者互为司天在泉；寅申少阳相火与巳亥厥阴风木相对，二者互为司天在泉。由于客气是以阴阳为序，所以轮值的司天在泉，总是一阴一阳、二阴二阳、三阴三阳相对，反之阳气司天也是一样。

司天和在泉，是值年客气在这一年主事的统称。司天主管上半年，在泉则主司下半年，正如《素问·六元正纪大论》说:“岁半之前，天气主之，岁半之后，地气主之，上下交互，气交主之，岁纪毕矣。”这里的“天气”即指司天，“地气”即指在泉。

3. 间气

客气除司天和在泉外，其余四气统称为“间气”。《素问·至真要大论》说:“帝曰：间气何谓？岐伯曰：司左右间，是谓间气也。帝曰：何以异之？岐伯曰：主岁者纪岁，间气者纪步也。”指出司天在泉的左右，都叫间气，它主要是纪客气六步的。

由于司天、在泉的南北方位不同，因而有司天的左间右间和在泉的左间右间。司天的左间在主气的四之气上，右间在三气的二之气上；在泉的左间在主气的初之气上，右间在主气的五之气上。

此外，在《素问遗篇·刺法论》中，还提出“不迁正”“不退位”的说法。所谓不迁正，就是应值司天之气不足，不能按时主值，不退位。就是旧的司天之气太过，并应让位而仍然在原位上的意思。例如，己亥年厥阴风木司天，如果风木之气太过，留而不去，至次年在气候变化及其他方面仍然出现厥阴风木的特点，这就是厥阴风木不退位。在这种情况下，左右间气自然也应升不升，应降不降，使整个客气的规律失常。

4. 客主加临

每年轮转的客气加在固定的主气之上，称为“客主加临”。就是每年轮值的客气六步，分别加在年年不变的主气之上。临，就是会合的意思。加临的方法，将司天之气加于主气的三之气上，在泉加于主气的终之气上，其余四个间气依次相加。清代尤在泾在《医学读书记》中说：“主客加临，有相得、不相得之异。如子、午年，初之气，主厥阴风木，客太阳寒水。二之气，主少阴君火，客厥阴风木：以水加木，以木加火，母来生子，为相得也。三之气，主少阳相火，客少阴君火；四之气，主太阴湿土，客太阴湿土。以火遇火，以土遇土，主客同气，为相得也；五之气，主阳明燥金，客少阳相火：以火加金，金畏火制，为不相得也。六之气，主太阳寒水，客阳明燥金：以金加水，金能生水，亦相得也。相得则和，不相得则病矣。其有相得而亦病者，如水临金、金临土、土临火之属，以子临母，以下临上，所谓不当位也，故亦病也。

然须合岁运强弱而论之，如甲子年、岁土太过，三之气为少阴君火，以火加土，则土益旺而无制，是虽相得而不相和也。庚子年，岁金太过，五之气少阳相火，以火加金，金有制而反和，是虽不相得，而不为病也。又如水临金、火临木之属，设遇金、木不及之运，则金得水而清，木得火而明，虽不当位，亦不病也。水临土，木临火之属，设遇木、火太过之运，则土得火而坚，火得木而燔，虽当位，亦病也。”

凡客主之气，五行相生，或客主同气，便是相得。相得，则气候和平，人不病。如果五行相克，便是不相得，不相得，就是气候反常而人体致病。由于相克之中，又有主胜客和客胜主的不同，因而又有逆和从的不同情况，如《素问·至真要大论》说：“主胜逆，客胜从。”

主气居而不动，为岁气之常；客气动而不居，为岁气之暂。即是说，主气是经常的，客气之至是比较短暂的，如经常的主气胜制短暂的客气，则客气便无从司令。因而宁使客气制胜主气，而毋使主气制胜客气，也正因为客气的时间是短暂的，它虽制胜主气，但转眼就会过去，所以说：“主胜逆，客胜从。”从，也就是顺的意思。

5. 天符岁会

天干纪运，地支纪气，以甲子纪年，实际上就体现了运和的合治。在这合治之中，还存在着运气的同化。其同化主要表现为下述五种情况。

①天符

天符，是指岁运之气与司天之气的五行属性相符合。

土运、火运等指岁运；上见，即司天之气。土运之岁，上见太阴，即己丑、己未年，土湿同化。火运之岁，上见少阳、少阴，即戊寅、戊申、戊子、戊午年，火与暑热同化。金运之岁，上见阳明，即己卯、乙酉年，金燥同化。木运之岁，上见厥阴，即丁巳、丁亥年，风木同化。水运之岁，上见太阳，即丙辰、丙戌年，水寒同化。六十年中，形成天符为十二年。

②岁会

岁会，是指岁运与岁支的五行属性相同，又称岁直。直者，值也，值其岁也，又曰岁会、会者、合也、合于岁也。如《素问·六微旨大论》说："木运临卯，火运临午，土运临四季，金运临酉，水运临子，所谓岁会，气之平也。"

丁卯年，丁岁木运，寅卯五行属木，是谓木运临卯；戊午年，戊岁火运，巳午五行属火，是谓火运临午；甲己均为土运，辰、戌、丑、未四支（季）都是土运寄王之位，中运土与此四岁支同气，故所指即甲辰、甲戌、己丑、己未四年均为岁会，是谓土运临四季；乙酉年，乙岁金运，申酉五行属金，是谓金运临酉；丙子年，丙岁水运，亥子五行属水，是谓水运临子。六十年中，形成岁会的为八年。

③同天符

岁运太过之气，与客气在泉之气相火而同化的，就叫"同天符"。《素问·六元正纪大论》说："甲辰甲戌太宫下加太阴，壬寅壬申太角下加厥阴，庚子庚午太商下加阳明，如是者三。"又说："加者何谓？岐伯曰：太过而加同天符。"

甲辰，甲戌，岁土太宫，太阴湿土在泉，土湿同化；庚子，庚午，岁金太商，阳明燥金在泉，金燥同化；壬申，壬寅，岁木太角，厥阴风木在泉，风木同化。这六年，岁运太过与在泉之气同化，都属同天符。所谓下加，即指在泉之气。因为司天之气在上，岁运之气居中，在泉之气位于下，所以叫下加。

④同岁会

岁运不及之气，与客气在泉之气相合而同化的，叫作“同岁会”。《素问·六元正纪大论》中说：“癸巳癸亥少徵下加少阳，辛丑辛未少羽下加太阳，癸卯癸酉少徵下加少阴，如是者三。”又说：“不及而加，同岁会也。”

癸巳、癸亥、癸卯、癸酉、岁火少徵，己亥少阳在泉，卯酉少阴君火在泉，是皆同气相化合；辛丑、辛未，岁水不及，太阳寒水在泉，水寒同化，这六年，岁运不及与在泉之气同化，均属同岁会。

⑤太乙天符

既是天符，又是岁会，叫作“太乙天符”。《素问·六微旨大论》说：“天符岁会何如？岐伯曰：太乙天符之会也。”

在六十年中，有戊午、乙酉、己丑、乙未四年，是属太乙天符。例如戊午年，即是“火运之岁，上见少阴”的天符，又是“火运临午”的岁会，所以属太乙天符。太乙天符，也就是司天之气、岁运之气、岁支之气三者的会合，所以《素问·天元纪大论》称之为“三合为治”。

八、五运、六气对生化及人体的影响

1. 五运之岁，有太过、不及及平气的不同

平气，形成平气之年，有两种情况：

（1）凡运太过而被抑制，或运不及而得支助，就成为平气之年。是就当年轮值的司天之气，或地之四方正气与运的生克关系而言。

例如戊辰年，岁运火运太过，太阳寒水司天，火运太过，得司天寒水之气的抑制，即是平气之年。又如辛亥年，岁运水运不及，但巳午属南方火，火运不及，得南方巳火的支助，是谓平气之年。

（2）凡交运的日干和时干与运同属相合，也成为平气之年。

例如丁亥年，木运不及，如交运日的日干或时干为壬，如壬寅、壬戌等，这就形成运与日干或时干同属相合，便是平气之年。

2. 平气之年

气候和平，疾病很少流行。《素问·五常政大论》说："愿闻平气何如而名？何如而纪也？岐伯对曰：昭乎哉问也！木曰敷和，火曰升明，土曰备化，金曰审平，水曰静顺。"敷和、升明、备化、审平、静顺，是五运木火土金水平气之象。

太过，即五运之气太过而有余。凡阳干之年，均属运气太过之年。

例如，甲己土运，甲为阳土，所以凡逢甲年，为土运太过之年。因此，六十年中，凡甲子、甲戌、甲申、甲午、甲辰、甲寅六甲之年，都是岁运土气太过之年。余六丙、六戊、六庚、六壬之年，均仿此。

五运太过，各有不同名称。《素问·五常政大论》说："木曰发生，火曰赫曦，土曰敦阜，金曰坚成，水曰流衍。"

大过为病，例如《素问·气交变大论》说："岁木太过，风气流行，脾土受邪……"木胜克土，故见飧泄、食减、肠鸣腹满等症；肝木本气太过，则见善怒、眩冒巅疾、胁痛等疾。

3. 不及

不及，指五运之气不足而衰少。凡阴干之年，均为运气不及之年。

例如，甲己土运，己为阴土，所以逢己年为土运不及之年。因此，六十年中，凡己巳、己卯、己丑、己亥、己酉、己未六己之年，都是岁运土气不及之年。余六丁、六乙、六辛、六癸之年，均仿此。

五运不及，各有其名，《素问·五常政大论》说："木曰委和，火曰伏明，土曰卑监，金曰从革，水曰涸流。"

4. 胜复

在运不及的情况下，还会出现胜复之气。胜，即胜气，也就是胜运之气。复，即复气，就是报复之气。一般来说，复气是由于岁运不及，产生了胜气之后，才能有复气的产生；但太过之运也能产生复气。

九、张元素五运六气主治要法

1. 金元时期张元素

张元素，字洁古，金之易州（今河北省易县）人，是金元时期"易水学派"的创始人，著有《医学启源》，主要包括五运六气、内经治要及本草药性三部分。他在《医学启源》中卷述《内经》主治备要及六气方治等。任应秋教授在《医学启源》点校序言中介绍张洁古说："元素一向是以'不用古方，自为家法'自许的……元素与钱乙的临床治法，可谓取法独多。刘完素医学的成就较元素早，因而刘完素运用五运六气分析六淫病机的思想方法，对元素是很有影响的，所以他不仅全部吸收了刘完素《素问玄机原病式》的内容，同时更把五运六气的理论扩大到制方遣药方面去了。”

（1）五运主病

诸风掉眩，皆属肝木。诸痛、痒、疮疡，皆属心火。诸湿肿满，皆属脾土。诸气膹郁、病痿，皆属肺金。诸寒收引，皆属肾水。实际上是将木、火、土、金、水五运与人体肝、心、脾、肺、肾五脏，以及“病机十九条”中论述加以归纳。

（2）六气为病

诸暴强直，支痛软戾，里急筋缩，皆属于风。

诸病喘呕吐酸，暴注下迫，转筋，小便浑浊，腹胀大而鼓之有声如鼓，痈疽疡疹、瘤气结核、吐下霍乱、瞀郁肿胀、鼻窒鼽衄、血溢血泄、淋闷身热、恶寒战栗、惊惑悲笑、谵妄等，皆属于热。

诸痉强直，积饮痞隔中满，霍乱吐下，体重，跗肿肉如泥，按之不起，皆属于湿。

诸热瞀瘛，暴喑冒昧，躁扰狂越，骂詈惊骇，跗肿疼酸，气逆冲上，禁栗如丧神守，嚏呕，疮疡喉痹，耳鸣或聋，呕涌溢，食不下，目昧不明，暴注润瘛，暴病猝死，皆属于火。诸涩枯涸，干劲皴揭，皆属于燥。

诸病上下所出水液，澄澈清冷，癥、瘕、疝，坚痞腹满急痛，下利清白，食已不饥，吐利腥秽，屈伸不便，厥逆禁锢，皆属于寒。

（3）五运病解

五运主病，木、火、土、金、水，顺则皆静，逆则变乱，四时失常，阴阳偏胜，病之源也。

（4）六气病解

六气为病，风、热、湿、火、燥、寒，乃天之六气也。

风木厥阴，肝胆之气也。

热者，少阴君火之热，乃真心小肠之气也。

湿者，太阴湿土，乃脾胃之气也。

火者，少阳相火之热，乃心包络、三焦之气也。

燥者，阳明燥金，乃肺与大肠之气也。

寒者，太阳寒水，乃肾与膀胱之气也。

张氏《医学启源》对运气学说，虽加以推崇，但实际上他对用干支推算某年某气胜复的办法，略而不谈，只是着重一年之中由于季节气候的不同。如《医学启源·六气主治要法》说：大寒至春分，厥阴风木主位，在上宜吐，在下宜下；春分至小满，少阴君火主位，间有阳明之位、宜发汗之药；小满至大暑，少阳相火主位，宜清上凉下之药；大暑至秋分，太阴湿土主位，宜渗泄之药；秋分至小雪，阳明燥金主位，宜和解表里之药；小雪至大寒，太阳寒水主位，宜发汗破积之药。

《珍珠囊·四时用药法》又说：春，防风、升麻；夏，黄芩、知母、白芍；秋，泽泻、茯苓；冬，桂、桂枝。

2. 刘完素论五运六气与火热病机

刘完素，金代医学家（约1120–1200年），字守真，河间（今河北省河间县）人，后世多称为刘河间。自号通玄处士，著有《素问要旨》《宣明论方》《素问玄机原病式》《伤寒直格》等。《素问要旨论》也称《内经运气要旨论》，主要论述五运六气，流传不广。《伤寒直格》凡三卷，上卷为统论，以十干、十二支分配脏腑，又有四类、九气五邪、运气有余不足为病及脉的七表八里等论。《素问玄机原病式》是把《至真要大论》中所讲“病机十九条”加以发挥，阐明大多数疾病、病机、病变均为火热的理论，首创六气化火得火热病机学说。

他把原文六气引起的证候，由 21 种扩大成 81 种，而其中因火热引起的就有 56 种。另一方面他还强调其他风、湿、燥、寒等也可由热而生，或生热化火，如他说“风本生于热……凡言风者，热也”“热则风动”；又说“积湿成热”“湿为土气，火热能生土湿”“金燥虽属秋阴，而其性异于寒湿，而反同于风热火也”。甚至他还认为“外感寒邪或内伤生冷”，也均可由“阳气怫郁不能宣散”而生热。这样就从病机病变方面形成他以火热立论的主张了。

此外，刘氏在述及五脏和六气的关系，又述及疾病的辨证。他说：“肺本清，虚则温；心本热，虚则寒；肝本温，虚则清；脾本湿，虚则燥；肾本寒，虚则热。”又说：“木极似金，金极似火，火极似水，水极似土，土极似木。故经曰：亢则害，承乃制。谓已亢过极，则反似胜己之化也。俗未之知，认似作是，以阳为阴，失其意也。经所谓诛伐无过，命曰大惑。”这两种说法现在有时还被一些医家所引用，所以也值得我们体会。

应当说明，刘完素虽然极为推崇运气学说，把五运、六气作为概括病证的纲领，但实际上他并非不加分析地全盘照搬，而是有取舍地吸取其合理部分。例如，他将《素问·至真要大论》“病机十九条”及有关内容归纳于五运六气之中，采用天人合一、比物立象方式，探幽发微地作了深刻的阐发。

十、结语

应天之五运之气，五岁一周期；应地之三阴三阳六气，六岁一周期。天地之气相感，上下相临，而变生三十年一纪、六十年一周的德化政令变化。

由于五运和六气的动静相召，上下相临，所以五运六气就发生同化。也就是风温之气，与春天的木气同化；热曛昏火之气，与夏天的火气同化；燥清烟雾之气，与秋天的金气同化；云雨昏埃之气，与长夏的土气同化；寒霜冰雪之气，与冬天的水气同化。

1. 六气变化对人体的影响

（1）主气

主气，即主时令正常之气。在正常情况下，时至而至，气候正常，其施化，按着生、长、化、收、藏的顺序正常发展；但主岁之气亦有太过、不及的变化。《素问·六微旨大论》说："帝曰：其有至而至，有至而不至，有至而太过，何也？岐伯曰：至而至者和；至而不至，来气不及也；未至而至，来气有余也。"

（2）六气变化，有正常之化，有异常之变，有作用，有致病。

（3）主岁之气未至而至，是主时之气的太过。其使所胜之气发生变化，其病也在所胜之脏。

（4）三阴三阳主岁之气

三阴三阳主岁之气，虽然始于厥阴风木，终于太阳寒水，年年不变，为一年中温热凉寒正常主时之气；但其淫胜，既能影响气候变化，也能导致人体疾病的发生。

2. 客气

客气有司天、在泉、客主加临的不同，它们的德化政令也各不相同。

（1）司天

客气中主岁之气，与“在泉”相对，主管上半年的气候、物候等变化，其对人体的影响如《素问·至真要大论》所说：“厥阴司天，风淫所胜，则太虚埃昏，云物以扰，寒生春气，流水不冰。民病胃脘当心而痛，上支两胁，膈咽不通，饮食不下，舌本强，食则呕，冷泄腹胀，溏泄瘕，水闭，蛰虫不去，病本于脾。冲阳绝，死不治。”

（2）在泉

客气中在位置上与司天相对之气，位当终之气，主管下半年的气候、物候等变化，其对人体的影响如《素问·至真要大论》所说：“岁厥阴在泉，风淫所胜，则地气不明，平野昧，草乃早秀。民病洒洒振寒，善伸数欠，心痛支满，两胁里急，饮食不下，膈咽不通，食则呕，腹胀善噫，得后与气则快然如衰，身体皆重。”

（3）客主加临

主气固定不动，客气逐年流转，以客气加于主气之上，这样上下相交，客主加临，主司气候的变化。在客主加临的顺序上，如果加临之气与主气是五行相克的，就会使人生病。相得，是指客主之气五行相生；不相得，就是客主之气，相互克贼。以下临上，是说君火相火，下加于上为逆，上加于下为顺。《素问·六微旨大论》说：“君位臣则顺，臣位君则逆，逆则其病近，其害速；顺则其病远，其害微。所谓二火也。”

（4）有关天符与岁会的关系

《素问·六微旨大论》说:“帝曰：其贵贱何如？岐伯曰：天符为执法，岁位为行令，太乙天符为贵人。帝曰：邪之中也奈何？岐伯曰：中执法者，其病速而危；中行令者，其病徐而持；中贵人者，其病暴而死。”指出天符之为病，多属急性的病证；岁会之为病，多属慢性的病症；只有太乙天符之为病，病重而预后不良。正如张介宾说:“执法者位于上，犹执政也；行令者位乎下，犹诸司也；贵人者，统乎上下，犹君主也。”又说:“中执法者，犯司天之气也。天者生之本，故其病速而危。中行令者，犯地支之气也，害稍次之，故其病徐而持。持者，邪正相持而吉凶相半也。中贵人者，天地之气皆犯矣，故暴而死。”

第三章　病机病证

《黄帝内经》奠定了中医学的理论基础，对人体的生理、病理已有相当深刻的论述，为后世病理学的发展创造了条件。《伤寒杂病论》对病理学作出了创造性的发挥，提出“六经辨伤寒，脏腑辨杂病”的方法，开创了六经辨证和脏腑辨证的先例。以后医家又将六经辨证运用于杂病，脏腑辨证也日趋深化和发展，特别是金元四大家在不同方面作了深入的阐述。由于历代医家的不断努力，脏腑辨证逐渐完善，而且对脏腑变化的病理产物，如湿、痰、瘀血等的认识，也逐渐深刻，经过不断整理与充实，日趋系统和完整。明清温病学说的发展，提出和完善了卫气营血辨证与三焦辨证的具体内容，亦形成完整的病理学说。从实践中人们认识到中医学丰富的病理学说在不同类型疾病中的应用，如六经、卫气营血、三焦多用于外感病，而脏腑、气血、风火湿痰等多用于内伤病，但两者也是可以互相影响、互相渗透的。后世逐步认识到，诸多辨证方法可以统一到脏腑生理、病理上来。诚然，这项工作还有待进一步去探索，它必将促进病理学的不断发展。

对于病因学方面，至宋代，陈言在仲景病因学的基础上，结合《黄帝内经》理论，对病因进行了深入研究，遂著成我国第一部病因学专著《三因极一病证方论》，系统地阐述了“三因学说”，指出：内因为七情，即喜、怒、忧、思、悲、恐、惊，所谓“七情动之，内伤脏腑，外形于肢体”；外因为六淫，即风、寒、暑、湿、燥、火，起于经络，发于脏腑，如伤寒、中暑、瘟疫等；不内外因为饮食饥饱、叫呼伤气、虫兽所伤、中毒金疮、缺损压溺等。这种分类方法更符合临床实际，而且明确、具体。

后世医家虽结合当时社会背景对发病的影响、具体的病因不断地发挥，如李杲的“饮食劳倦”、朱丹溪的“郁”及“房劳”、吴又可的“戾气”、王孟英的“新感”与“伏气”等，但都未出三因之约。至今，三因学说仍被沿用。

第一节
脏腑病机、病证的基本概念

脏腑病机，是探讨疾病发生演变过程中，脏腑功能活动的病理变化机制。脏腑病症，是脏腑病理变化反映于临床的不同证候。

从脏腑病理生理学理解，心主血脉，血脉充足则面色红润光彩；又主神明，主宰情志思维活动。舌为心之苗，又为心窍，心与小肠互为表里，故心热常反映出舌尖色红，而移热小肠，则见舌疮心烦，小溲短赤。心包为心之外卫，保护心主，故外邪内侵，则心包代心受邪为病。

肺主气，司呼吸，外合皮毛，开窍于鼻，主一身之治节，且肺为娇脏，不耐寒热，故外感诸病，常先犯肺卫为患。肺与大肠互为表里，大肠职司传导，有赖肺气之肃降而排泄通调；反之，大肠积滞不通，也能影响肺气肃降。

脾胃为后天之本，气血生化之源，主受纳腐熟、运化水谷。脾有统血功能，四肢肌肉亦为脾所主。脾性升清，胃宜通降，二者功能一旦失健，必将影响水谷之纳化，出现一系列胃肠病变。

肝性刚强，喜疏泄条达，藏血，濡养筋与爪甲，开窍于目，其经脉络胆、会巅、绕阴器。胆附于肝，互为表里，故肝阳上亢，则胆火亦旺，可见面红、目赤、头痛诸症；肝血不足，则胆气亦衰，而现头晕、目涩、视力减退及雀盲等症。

肾为水火之脏，命门附于两肾，内寄真阴真阳，主藏精，有温润五脏的功能，为人体精髓之源泉，故称先天之本。脑健、骨坚、发荣、耳聪、齿固，是为肾气充实；生育、发育、月事为肾所司，亦反映肾气之盈亏。肾与膀胱互为表里，膀胱为州都之官，主藏津液，其气化赖肾气之开阖。所以，肾脏有病，就会出现骨不坚、脑不健、发不荣、耳不聪、齿不固，甚至发育迟缓、月事中断、胎产障碍；气化失职，并发为喘逆、肿满、癃闭、遗尿诸症。

因为脏腑是构成人体的一个有密切联系的整体，五脏之间有生克乘侮的关系，脏与腑又互为表里的关系，所以在疾病演变过程中，反映出来的病理变化和证候，就极为错综复杂。尤其是病机的演变发展，虚实寒热的参合更迭，都是辨证论治的关键。若能明确脏腑病机的基本概念，就能由浅入深，分辨各种内科杂病的不同证候，分清病位主次、病性虚实、病情转化，从而运用理、法、方、药，一线贯通，为临床实践和深入钻研打下良好基础。

兹分别就心与小肠、肺与大肠、脾与胃、肝与胆、肾与膀胱等脏腑的生理、病理、病证范围、证候分类以及辨证论治要点，分述如下。心包为心之外卫，三焦是内脏的外腑，故不另列专题讨论。

一、心（附：小肠）

（一）生理

心居胸中，心包围护其外，与小肠互为表里，在体为脉，其经脉下络小肠。舌为心之窍。心主血脉，故为人体生命活动的中心，又主神明，故为情志思维活动之中枢。

（二）病理

因为心之生理功能主要为主血脉和神明，因此在病理条件下，反映在临床上的证候就离不开血脉运行的障碍和情志思维活动的异常。又心包为心之外卫，故温邪逆传，多为心包所受，而心本脏之病多起于内伤，如禀赋不充，脏气虚弱，或病后失调，思虑过度，伤及心脾，都是导致心阴虚或心阳虚的病因。心阴虚的主要病机为心血亏耗，心阳虚的主要病机则为心气不足，两者都能表现为心神不足。若情志抑郁，化火生痰，痰火上扰，或气滞脉中，瘀血阻络，或饮邪阻遏心阳，均可出现心之热证和实证。

（三）病证范围主要有下列

心悸、心痛、健忘、失眠、遗精、癫狂、昏迷、气喘、吐血、衄血、舌疮、尿血等。

（四）证候分类

1. 虚证

（1）心阳虚

①病机概要：乃思虑伤神，劳心过度，心气不足所致。

②主要脉证：心悸、气喘、心痛、舌苔淡白、脉细弱或

虚大无力等，为心阳虚之主证。心悸的特点为心中空虚，惕惕而动、动则尤甚。气喘的表现为阵阵发作，气短而息促，行动尤甚。心痛系暴作，并现肢冷，脉疾数而散乱，甚则手足唇鼻青紫晦暗，或面色㿠白、自汗、形寒等症参见。

③治疗：温心阳，益心气，用养心汤或四逆汤之类。

（2）心阴虚

①病机概要：思虑劳心过度，以致营血亏虚、阴精暗耗、阴不敛阳、心阳浮越。

②主要脉证：心悸、少寐、心嘈、舌质淡红、苔少或舌尖干赤等心阴虚之主证。其心悸特点为悸而烦，惊惕不安，少寐多伴梦扰不宁，心嘈乃心中灼热似饥。此外，或见健忘、梦遗、盗汗、多疑善惑等症。

③治疗：滋阴养心安神，用天王补心丹或朱砂安神丸之类。

2. 实证

（1）痰火内扰

①病机概要：抑郁不遂，五气化火，痰热内扰，甚则上蒙心包，神不守舍。

②主要脉证：心悸、癫狂、不寐、舌质红赤或干裂、少苔、脉滑数等为其主症。其心悸为时时悸动，胸中躁动烦热。癫狂的特点为神志痴呆，言语无伦，甚则哭笑无常，如癫如狂。不寐多因噩梦纷纭，躁扰难寝。此外，或见面赤、口渴喜冷饮、吐血、衄血、小便热赤、溲血淋痛等症。

③治疗：清心豁痰导火，用清气化痰丸或礞石滚痰丸之类。

（2）饮邪阻遏心阳

①病机概要：水湿内停，积久成饮，伏于胸中，阻遏心阳，以致气不宣畅。

②主要脉证：心悸、眩晕、呕吐、舌苔白腻、脉象滑或沉紧为其主症。本病之心悸为悸而胸闷，气机不畅。眩晕多伴泛恶欲吐，呕吐皆为痰涎。有时兼见畏寒、痞满、肠鸣。

③化饮除痰，用小半夏加茯苓汤，或苓桂术甘汤之类。

（3）心血瘀阻

①病机概要：劳倦伤心，心气不振，气滞脉中，或痹证日久，内舍于心，血瘀痹阻，络道失和。

②主要脉证：心悸不宁，胸部刺痛或牵及两胁肩背，舌质暗红，并见紫色斑点、苔少、脉涩等，或见面青、唇爪青紫。

治疗：活血通络行瘀，用失笑散或血府逐瘀汤之类。

3. 兼证

（1）心脾两虚。面色萎黄，食少倦怠，气短神怯，健忘，怔忡，少寐，妇女月经不调，脉细软弱无力，苔白质淡。治宜补益心脾，用归脾汤之类。

（2）心肾不交。虚烦不眠，梦寐遗精，潮热盗汗，咽干，目眩耳鸣，腰酸腿软，夜间尿多，脉虚数，舌红无苔。治宜交通心肾，用黄连阿胶汤或交泰丸之类。

（3）痰瘀互阻。心烦不寐，多梦喜惊，纳呆泛呕，头目眩晕，胸脘痞闷，胸中刺痛，胸痛彻背，舌质紫黯或有瘀斑，苔腻，脉滑。治宜清痰祛瘀，用温胆汤合丹参饮之类。

（4）移热小肠。详见小肠实热。

4. 辨证施治要点

（1）心气不足和心血亏耗，为鉴别心阳虚和心阴虚的主要病机。

（2）临证时如遇有阴阳两虚、气血俱亏者，应两者兼治，如炙甘草汤之阴阳并调，十全大补汤之气血双补。

（3）心阳虚与饮邪阻遏心阳两证，与脾阳不运也有关系，治疗还应温运脾阳，健脾而养心。

（4）心阴虚与痰火内扰两证，与肝经的虚实也有关系，前者是血亏木失养，后者是火旺木被焚，治疗时应联系整体处理。

（5）痰瘀同源于心火，也可同源于心脾两虚，故痰瘀互阻之证可以同现，治疗时宜消痰与祛瘀兼施，或补益心脾以化痰祛瘀。

（6）虚证一般均可佐用安神宁心之品，如枣仁、柏子仁、茯神、龙眼肉等。实证均可佐用镇静开窍之品，如龙齿、牡蛎、郁金、菖蒲、琥珀等。

（7）小肠病由于心移热者，均为实证，治宜清心火，导热下行。小肠本经之病，多与脾、胃、大肠相关，临床时应联系互参。

附：小肠

1. 生理

小肠上接幽门，与胃相通，下连大肠，两者相合处为阑门，其经脉络心。小肠受盛胃中水谷，主传输清浊，清者输于各部；浊者渗入膀胱，下注大肠。

2. 病理

小肠之病，多因饮食失节，损伤脾胃下传而引起。小肠与心互为表里，故心亦可移热小肠。一旦小肠为病，其病理表现主要为清浊不分，转输障碍。症见小便不利，大便泄泻；临床上可分为虚寒、实热、气痛三证。

3. 证候分类

①小肠虚寒。小腹隐痛喜按，肠鸣溏泻，小便频数不爽，舌淡苔薄白，脉细而缓。治以温通小肠，用吴茱萸散之类。

②小肠实热。心烦口疮，咽痛耳聋，小便赤涩，或茎中痛，脐腹作胀，矢气后稍快，脉滑数，舌质红苔黄。治以清利实热，用导赤散或凉膈散之类。

③小肠气痛。小腹急痛连接腰背，下控睾丸、苔白，脉沉弦或弦滑。治宜行气散结，用天台乌药散之类。

二、肝（附：胆）

（一）生理

肝在肋下，胆附于中。肝在体为筋，开窍于目，其经脉连目系，交于巅。肝主血液之贮藏调节，目得其养而视明。肝又司全身筋骨关节之屈伸，其性刚强，喜条达而恶抑郁，凡精神情志之调节功能，与肝气有密切关系。

（二）病理

肝病的病理表现，也可概为虚实两证，而以实证为多见。因肝为刚脏，主藏血，体阴而用阳，由于情志所伤，致肝气不得疏泄，郁而化火，火动则阳失潜藏，阳亢则风自内生，风火相煽，上升巅顶，或横窜脉络，以致血不归藏，随气火而并走于上，这就是肝风发生的病机。根据其病情轻重之不同，又可分为肝气郁结、肝火上炎、肝阳妄动等实热证。

若肾阴亏虚，精不化血，肝失濡养，成肝阴不足、虚阳上扰的虚证。外寒入侵，滞留于肝脉，亦属肝之实证。

（三）病证范围

肝与胆的病理变化，反映于临床上的，主要为以下病症。

中风、眩晕、头痛、痉、痫、昏厥、积聚、耳聋、耳鸣、疝气、吐血、衄血、惊恐、不寐、麻木等。

（四）证候分类

1. 实证

（1）肝气郁结

①病机概要。郁怒伤肝，木失调达，肝气横逆，疏泄无权，气机滞阻不畅，为痛为聚；血行瘀阻，经脉痹塞，为痞为积。

②主要脉证。胁痛、呕逆、腹痛便泄、便后不爽、积聚、苔薄、脉弦等为其主要证候。其胁痛为气闷不舒，流窜作痛，不得转侧。呕逆为气逆吐酸或呕出黄绿苦水。腹痛便泄，便后不爽之特点，系时有少腹作痛不适，泻后不减，每因情志不遂而发。积聚部位在胁下，癖积或左或右，或聚散无常，时觉胀痛或刺痛。此外，尚可出现易怒、食欲不振等。

③治疗。疏肝理气，破积散聚，用柴胡疏肝散或血癥丸之类。

（2）肝火上炎

①病机概要。肝胆疏泄无权，气郁化火，火随气窜，或火性炎上，上扰巅顶。

②主要脉证。胁痛、呕吐、眩晕、头痛、狂怒、耳聋、耳鸣、目赤、吐衄、舌边尖红、苔黄或干腻、脉象弦数等为其主证。其胁痛为灼痛而烦，呕吐苦水或黄水。眩晕、头痛为头晕不支，自觉筋脉跳动，额热而痛，痛若刀劈，或为胀痛。耳鸣、耳聋均为暴作，鸣声如潮，阵作阵平，按之不减。目赤为眼结膜发红、暴痛或肿。吐衄亦为骤然暴作，血涌量多，冲口而出。此外，尚可见小便热涩黄赤、面赤而热、口苦而干等。

③治疗。清泄肝胆，用龙胆泻肝汤之类。

（3）肝阳妄动

①病机概要。肝气化火，阳气暴涨，火随气窜，横逆络道，血随气升，上冲巅顶，此即肝风内动之病机。

②主要脉证。昏厥、痉挛、麻木、眩晕、头痛、脉弦、舌体歪斜颤动、舌质红、苔薄黄等为其主证。其昏厥为猝然晕仆，不省人事，或抽搐，或吐涎。痉挛表现为项强，四肢挛急，不能屈伸，角弓反张。麻木为手足面唇等部有如蚁行。眩晕、头痛为头晕眼花、行走飘浮，头部抽掣作痛。此外，或在昏厥之后，出现口眼歪斜、语言謇涩、半身不遂等症。

③治疗。平肝熄风，用羚羊钩藤汤之类。

（4）寒滞肝脉

①病机概要。外感寒邪入侵厥阴经脉，肝气失宣，络气痹阻。

②主要脉证。少腹胀痛，睾丸胀坠或阴囊收缩，舌润滑，苔白，脉象沉弦或迟，为其主证。少腹胀痛常牵及睾丸偏坠剧痛，受寒则甚，得热而缓。阴囊收缩，为寒滞厥阴，致少腹之脉收引，故多与少腹痛胀同时并见。此外，或见形态虚怯蜷缩。

治疗宜温经暖肝，用暖肝煎之类。

2. 虚证

肝阴不足

①病机概要。肝为刚脏，赖肾水以滋养，肾阴不足，精不化血，血不养肝，则肝阴不足，肝阳上亢。

②主要脉证。眩晕头痛、耳鸣耳聋、胁痛、麻木震颤、雀目、舌质红干少津、苔少脉细弦数等为其主证。其眩晕、头痛为头目昏眩欲倒、不欲视人，昏而胀痛，绵绵不停。耳聋、耳鸣系逐渐而起，鸣声低微，经常不已，按之可减。麻木为肢体不仁之感，抚之觉快。胁痛多为隐痛，拂之则减。震颤为肢体肉瞤动，或自觉或他觉发抖动摇，甚者四肢痉挛拘急。雀目为两目干涩，入夜视力大减，或成夜盲。此外，尚可见面部烘热、午后颧红、口燥咽干、少寐多梦等。

治疗宜柔肝滋肾，育阴潜阳，用一贯煎或大补阴丸之类。

3. 兼证

（1）肝气犯胃。胸脘满闷时痛，两胁窜痛，食入不化，嗳气吐酸，舌苔薄黄，脉弦。治以泄肝和胃，用四逆散合左金丸之类。

（2）肝脾不和。不思饮食，腹胀肠鸣，便溏，舌苔白腻，脉弦缓。治以调理肝脾，用逍遥散之类。

（3）肝胆不宁。虚烦不寐或噩梦惊恐，触事易惊或善恐，短气乏力，目视不明，口苦，苔薄白，脉弦细。治以养肝清胆宁神，用酸枣仁汤之类。若属痰热扰动、苔腻而黄、脉弦滑者，用黄芩温胆汤。

（4）肝肾阴虚，面色憔悴，两颧嫩红，头眩目干，腰膝酸软，咽喉干痛，盗汗，五心烦热，或大便艰涩，男子遗情，女子经血不调或带下，舌红无苔，脉细。以滋阴降火，用杞菊地黄丸之类。

（5）肝火犯肺。胸肋刺痛，咳嗽阵作，咳吐鲜血，性急善怒，烦热，口苦，头眩目赤，苔薄质红，脉弦数。治以清肝泻肺，用黛蛤散和泻白散之类。

4. 辨证施治要点

①肝为刚脏，属春木而主风，性喜升发，故肝病多见阳亢的证候。肝之寒证，仅见寒凝少腹厥阴经脉。

②在肝病的实证中，肝气郁结、肝火上炎、肝阳妄动三者同出一源，多由情志郁结，肝气有余，化火上冲，致阴血不足而妄动。三者的关系极为密切，不能截然分割，临床应掌握主次，随证施治。

③肝阳妄动为重危之证，有上冲巅顶和横窜经络之不同。上冲者宜熄风潜阳，横蹿者宜和络熄风，挟痰则兼以涤痰。

④实证久延，易耗伤肝阴，形成本虚标实证，临床颇为常见，辨证时须予注意。

⑤肝病虚证，多因肾阴不足，精不化血，以致肝阴不足，阳亢上扰，应与实证对照，详细鉴别。其病机与肾阴亏乏有

极为密切的关系，故临床多取肝肾并治之法。

附：胆

1. 生理

胆附于肝，内藏清汁，其经脉络肝。胆中所藏为清净之汁，与其他传化之腑所盛之浊质不同，故《千金要方》又称之为“中清之腑”。所以，胆既属六腑，又属奇恒之腑。胆性刚直，豪壮果断，所以《黄帝内经》说:“胆者，中正之官，决断出焉。”

2. 病理

胆因寄附于肝，禀春木之气，其性刚直，故在病理情况下，多现阳亢火旺之证。火热可以灼津为痰，故胆病又多兼痰。痰火郁遏，常扰心神，故辨证施治之时，既要注意泄胆化痰，又要清心安神。

3. 证候分类

①胆虚证。头晕欲呕，易惊少寐，视物模糊，脉弦细，苔薄滑。治以养心神，和肝胆，用酸枣仁汤之类。

②胆实证。目眩耳聋，头晕，胸满胁痛，口苦，呕吐苦水，易怒，寐少梦多；或往来寒热，脉弦数实，苔黄舌红，治以泻胆清热，用龙胆泻肝汤之类。若心烦易怒，躁扰不宁，少寐多梦，痰黏纳少，苔腻而黄，脉弦滑者，治以清化痰热，用黄芩温胆汤之类。

三、脾（附：胃）

（一）生理

脾与胃以膜相连，位于腹内，互为表里。脾胃为仓廪之官，在体为肉，开窍于口。胃主受纳，腐熟水谷，脾主运化，输布水谷精微，升清降浊，共为生化之源，五脏六腑、四肢百骸皆赖以养。脾又有益气、统血、主肌肉四肢等重要生理功能，故古人合称脾胃为“后天之本”。

（二）病理

脾胃的功能主要为受纳和运化，所以其致病因素多系饥饱劳倦所伤，影响水谷的消化吸收，使脾胃之受纳、腐熟、转输、传导等功能失调。脾经之病，不外虚实寒热等方面。如脾阳虚衰，中气不足属虚证；寒湿困脾，湿热内蕴属实证。因脾虚不运则水湿不化，故脾病多与湿有关，而见本虚标实证候。而且脾虚也影响他脏，出现兼证。

（三）病证范围

临床常见的脾胃病症有下列几种：

泄泻、霍乱、黄疸、胃脘痛、呕吐、呃逆、水肿、臌胀、痰饮、吐血、便血，妇科崩漏与脾虚也有密切关系。

（四）证候分类

1. 虚证

（1）脾阳虚衰

①病机概要。胃病日久，饮食生冷甘肥，或过用寒药。

②主要脉证。面黄少华、脘冷或泛吐清水、腹胀、食入尤甚。喜热饮、便溏、舌淡、苔白、脉虚弱，为其主证；或见肌肉瘦削，四肢不温，少气懒言等。

③治疗。温运中阳，用理中汤之类。

（2）中气不足

①病机概要。素体气虚，或因病久耗伤脾胃之气，升清降浊无权。

②主要脉证。纳运不健，语低气短，四肢乏力，肠鸣腹胀，大便溏薄而意频，舌淡，苔薄白，脉缓或濡细等为其主证；或见肌肉消瘦，动则气坠腰腹，脱肛等。

③治疗：健脾益气，用四君子汤之类。中气下陷者，治以益气升阳，用补中益气汤。

2. 实证

（1）寒湿困脾

①病机概要。涉水淋雨，坐卧湿地；或内湿素盛，中阳被困，脾失运化。

②主要脉证。饮食不香，中脘饱闷，口甜而黏，头身重困，便不实或泄泻，舌苔白腻，脉象濡细。

③治疗。运脾化湿，用胃苓汤之类。

（2）湿热内蕴

①病机概要。因感外邪，或素嗜酒酪，伤及脾胃，脾失健运，湿停化热，湿热交阻，遂道不通，胆液不循常道而外溢，熏染肌肤。

②主要脉证。脘胁痞胀，不思饮食，身重体困，面目身黄，皮肤发痒，小便色赤不利，脉濡数，苔黄而腻等为主证；或见口渴、口苦、便溏、发热等症。

③治疗。清热利湿，用茵陈蒿汤、四苓散之类。

3. 兼证

（1）脾胃失和

胃脘痞满，隐痛绵绵，食入难化，嗳气作呃，恶心呕吐，大便次数增多，脉细，苔薄白。治以益气运中，调和脾胃，用香砂六君子汤之类。

（2）脾肾阳虚

少气懒言，怯寒肢冷，易汗，便溏泄或五更泄泻，舌淡苔薄白，脉象沉细。治以健脾温肾，用理中汤合四神丸之类。

（3）脾湿犯肺

咳吐痰涎，胸闷气短，胃纳不佳，苔白微腻，脉滑。治以燥湿化痰，用二陈汤或平胃散之类。

（4）心脾两虚：见心病兼证。

4. 辨证施治要点

①脾病的虚证和实证是相对的。脾虚失运，水湿潴留，多属本虚标实，临床必须注意。一般轻证，当先健脾，化其水湿。标实之证则应攻补兼施。

②脾病与湿的关系非常密切，无论虚实寒热诸证，均可出现湿之兼证，如寒证的寒湿困脾、热证的湿热内蕴、实证的水湿内停、虚证的脾不运湿。因而治疗时应结合病情，参以燥湿、利湿、逐水、化湿之品，湿去则脾运自复。

③脾与胃的病理可相对地来看，古人认为“实则阳明，虚则太阴”，所以脾病多虚多寒，胃病多热多实。

④从脏腑整体观念分析，不但脾与胃肠有关，其病理演变也与其他脏腑相关，如脾病日久不愈，常影响其他脏腑；同样他脏有病，也常传及于脾。所以，治脾能使其他脏腑疾病转归良好，治疗其他脏腑也有助于脾病的恢复。

附：胃

1. 生理

胃在膈下，上接食道，下通小肠，其经脉络脾。胃上口为贲门，下口为幽门。贲门部又名上脘，幽门部又名下脘，其间为中脘，三部统称胃脘。胃主受纳腐熟水谷，脾代胃输水谷之精微，故脾胃表里相合，共司升清降浊。《灵枢》称："胃者、太仓也。"

2. 病理

胃为水谷之海，凡饮食不节、饥饱失常，或冷热不适，都能影响胃的功能，发生病变。胃为燥土，本性喜润恶燥，所以一般以食结郁热、口渴便秘等燥热之证属之于胃。又胃主受纳，所以临床上常以呕吐为胃病之主证。

3. 证候分类

①胃寒。胃脘胀满疼痛，绵绵不止，喜热喜按，泛吐清水，呕吐呃逆，脉迟，苔白滑。治以温胃散寒，用高良姜汤之类。

②胃热。口渴思冷饮，消谷善饥，呕吐嘈杂，或食入即吐，口臭，牙龈肿痛、腐烂或出血，脉滑数，舌质苔黄少津。治以清胃泻火，用清胃散之类。

③胃虚。胃脘痞满，食不化，时作嗳气，大便不实，脉软弱，苔少。治以益气建中，用建中汤之类。

④胃实。食滞胃脘，脘腹胀满，大便不爽，口臭嗳腐，或呕吐，脉滑，苔薄黄。治以消导化滞，用保和丸之类。

⑤胃气壅滞。邪气犯胃，脘中作胀疼痛，嗳气倒饱，不思饮食，苔薄白脉滑。治以和胃通降，用香苏饮之类。

四、肺（附：大肠）

（一）生理

肺位于胸中，上连气道，开窍于鼻，合称肺系。肺在体为皮毛，其经脉下络大肠，互为表里。肺主气属卫，为宗气出入之所，司呼吸，为气机出入升降之枢，助心主治节，合皮毛而煦泽肌肤，故《黄帝内经》说:“肺者，相傅之宫，治节出焉。”

（二）病理

肺主气，所以肺之病理表现，主要为气机出入升降的失常。因肺为娇脏，不耐寒热，又为呼吸之孔道，所以外感及肺痨之病，常先犯肺。又肺气贯百脉而通他脏，故他脏有病，或内为病，也常累及于肺。

肺的病证，可分为虚实两大类。虚证又有阴虚、气虚之分，阴虚多系津液消耗，肺失濡养所致；气虚多为久病亏耗，或被他脏之病所累。实证多由痰浊水湿内聚，寒邪外束，及邪热乘肺而起。

（三）病证范围

肺系的疾病，临床上常见者有感冒、咳嗽、哮喘、肺痈、肺痨、肺痿、咯血、失音、衄血、胸痛等。

（四）证候分类

1. 虚证

（1）阴虚肺燥

①病机概要。外感燥邪或肺痨邪毒，或久咳伤肺，气血

亏损，以致肺阴不足，虚热内生，耗灼肺金。

②主要脉证。咳呛气逆，痰少质黏，咳吐不利，咳痰带血，或为血丝，或见血块，潮热盗汗，午后颧红，少寐失眠，口干咽燥，舌红少苔，脉象细数。

③治疗。滋阴润肺，用百合固金汤之类。

（2）肺气亏虚

①病机概要。劳伤过度，病后元气未复，或久咳伤气，致肺气亏虚，失其温煦。

②主要脉证。咳而短气，痰液清稀，倦怠懒言，声音低怯，面色晄白，畏风形寒，或有自汗，舌淡苔薄白，脉虚弱。

③治疗。补益肺气，用补肺汤之类。

2. 实证

（1）痰浊阻肺

①病机概要。形寒饮冷，水饮痰浊内聚，阻塞肺气，气机不得升降。

②主要脉证。咳嗽气喘，喉中痰鸣，痰黏稠，胸胁支满疼痛，倚息不得卧，苔腻色黄，脉滑。

③治疗。化痰降气，涤痰去壅，用杏苏散（苏叶易苏梗、苏子）或葶苈大枣泻肺汤，或控涎丹之类。

（2）风寒束肺

①病机概要。风寒外束，肺气不宣，或寒饮内阻，肺失肃降。

②主要脉证。风寒在表，则恶寒发热，头痛身楚，无汗，鼻塞流涕，咳嗽痰稀薄，脉浮紧，苔薄白。寒饮内阻，则咳嗽频剧，气急身重，痰黏白量多，发热恶寒。苔白滑，脉浮

紧。

③治疗。发散风寒，或温化寒饮，用麻黄汤或小青龙汤之类。

（3）邪热客肺

①病机概要。风热上受，或寒郁化热，或痰热内积，热邪蕴肺，肺失清肃。

②主要脉证。咳嗽之声洪亮，气喘息粗，痰稠色黄；或吐出腥臭脓血，咳则胸痛引背；鼻干或鼻衄鼻煽，或流脓涕，气息觉热；身热、烦渴引饮，咽喉肿痛；大便干结，小便赤涩不利；舌干质红，舌苔黄燥，脉数。

③治疗。清肺泄热，用苇茎汤或泻肺汤之类。

3. 兼证

（1）脾虚及肺

纳呆便溏，咳嗽痰多，倦怠肢软无力，甚则面足肿，苔白，脉虚弱。治以培土生金，用四君子汤之类。

（2）肺肾两亏

咳嗽夜剧，腰腿酸软，动则气促，骨蒸潮热，盗汗遗精，舌红苔少，脉细数。治以滋阴养肺，用生脉散之类。

4. 辨证施治要点

①肺主气，味宜辛，用药辛苦温可以开泄肺气，辛酸可以敛肺益气，除非必要，一般不用血分药。

②肺为娇脏，清虚而处高位，选方多宜清轻，不宜重浊，正所谓“治上焦如羽，非轻不举”。又，治疗肺气之病，大法当用肃降，且为娇脏不耐寒热，辛平甘润最为适宜。

③肺之病证，可以通过脏腑关系，做间接治疗，如虚证

可用补脾（补母）、滋肾（补子）的治法，实证可用泻肝的治法。

④肺与大肠互为表里，所以肺经实证、热证可泻大肠，使肺热从大肠下泄而气得肃降。因肺气虚致大肠津液不布而便秘者，可用滋养肺气之法，以通润大肠。

⑤肺经病证，从病因上分析，可分外感内伤，临床辨证则不外虚实两类，其中又有寒、热、痰之别，医者应掌握这些要领，灵活运用而施治。

附：大肠

1. 生理

大肠包括回肠和广肠（直肠），回肠上接阑门，下接广肠，广肠下端为魄门（肛门），其经脉络肺。大肠司传送糟粕以排出。《黄帝内经》说:“大肠者，传导之官，变化出焉。”

2. 病理

因大肠为“传导之官”，所以大肠的病理主要反映在大便方面，特别是大便秘结。大便秘结的机制主要在于大肠津液失调。一切热证，都可以灼伤津液而导致便秘。肺脏清肃之气不能下降，也能发生便秘。肾水不足，肠中津液缺乏，也能造成大便秘结。此外，因大肠属于脾胃系统，故凡脾胃虚弱，运化失健，也可直接影响大肠，而致传导功能失常。

3. 证候分类

①寒证。腹痛肠鸣，大便溏泄，溲清，脉缓，舌苔白滑。治以散寒止泻，用胃苓汤之类。

②热证。口燥唇焦，大便秘结或腐臭，肛门灼热肿痛，

小便短赤，脉数，苔黄燥。治以清热泻结，用凉隔散之类。若证见下痢赤白或脓血，里急后重，发热身重，脉滑数，舌苔黄腻，为湿热痢疾。治以清利湿热，用芍药汤或白头翁汤之类。

③虚证。久痢泄泻，肛门下脱，四肢不温，脉细数，舌淡苔薄。治以厚肠固摄，用真人养脏汤之类。

④实证。腹痛拒按，或发热呕逆便秘，或便而不爽，脉沉实，苔黄，治以清热导滞，用承气汤、木香槟榔丸之类。

五、肾（附：膀胱）

（一）生理

肾左右各一，命门附焉，内藏元阴元阳，为水火之脏，其经脉络膀胱，互为表里。肾在体为骨，其华在发，开窍于耳。肾主藏精，为生殖发育之源，主五液以维持体内水液的平衡，主骨生髓，听力乃肾气所充。肾的生理功能极为重要，故古人称肾为“先天之本”，实为生命之根。

（二）病理

肾为先天之本，藏真阴而寓元阳，为水火之脏，只宜固藏，不宜泄露，所以肾多虚证，其病因多为劳倦淫欲过度，久病失养，致耗伤精气。临床表现为阴虚、阳虚两大类型，阳虚包括肾气不固、肾不纳气、肾阳不振、肾虚水泛，阴虚包括肾阴亏虚和阴虚火旺。又肾与膀胱互为表里，肾气不化直接影响膀胱气化，故膀胱虚证，也就是肾虚的病理表现。

（三）病证范围

肾的病理变比，常见以下病症。

消渴（下消）、痿、水肿、喘、尿血、淋浊、癃闭、失禁、遗精、阳痿、腰痛等。

（四）证候分类

1. 阳虚

（1）肾气不固

①病机概要。肾阳素亏，劳损过度，久病失养，肾气亏耗，失其封藏固摄之权。

②主要脉证。面色晄白，腰背酸软，听力减退，小便频频而清，甚则不禁，滑清早泄，尿后余沥，舌淡苔薄白，脉细弱。

③治疗。固摄肾气，用大补元煎之类。

（2）肾不纳气

①病机概要。劳伤肾气，或久病气虚，气不归元，肾失摄纳之权。

②主要脉证。短气喘逆，动则尤甚；咳逆汗出，小便常随咳出；甚则痰鸣，面色浮白，苔淡薄，脉虚弱。

③治疗。纳气归肾，用人参胡桃汤或参蛤散之类。

（3）肾阳不振

①病机概要。禀赋薄弱，久病不愈，或房劳伤肾，下元亏损，命门火衰。

②主要脉证。面色淡白，腰酸腿软，阳痿，头昏耳鸣，形寒尿频，舌淡白，脉沉弱。

③治疗。温补肾阳，用右归丸或金匮肾气丸之类。

（4）肾虚水泛

①病机概要。禀赋素虚，久病失调，肾阳耗亏，不能温化水液，致水邪泛滥而上逆，或外溢肌肤。

②主要脉证。水溢肌肤，则为周身浮肿，下肢尤甚，按之如泥，腰腹胀满，尿少；水泛为痰，则为咳逆上气，痰多稀薄，动则喘息，苔淡白，脉沉滑。

③治疗。温阳化水，用真武汤或济生肾气丸之类。

2. 阴虚

（1）肾阴亏虚

①病机概要。酒色思劳过度，或久病之后，真阴耗伤。

②主要脉证。形体虚弱，头昏耳鸣，少寐健忘，腰酸腿软，或有遗精，口干，舌红少苔，脉细。

③治疗。滋养肾阴，用六味地黄汤之类。

（2）阴虚火旺

①病机概要。欲念妄动，或热病后耗伤肾阴，阴虚生内热，水亏则火浮。

②主要脉证。颧红唇赤，潮热盗汗，腰脊酸痛，虚烦不寐，阳兴梦遗，口咽干痛；或呛咳，小便黄，大便秘，舌质红苔少，脉细数。

③治疗。滋阴降火，用知柏地黄汤之类。

3. 兼证

（1）肾虚土衰

大便溏泄，完谷不化，滑泄难禁，腹胀少食，神疲形寒，肢软无力，舌淡苔薄，脉沉迟。治以补火生土，用四神丸之类。

（2）肾水凌心

心悸不宁，水肿，胸腹胀满，咳嗽短气，不能平卧，指唇青紫，四肢厥冷，苔淡薄，脉虚数。治以温化水气，用真武汤、黑锡丹之类。

4. 辨证施治要点

①一般而论，肾无表证与实证，肾之热属于阴虚之变，肾之寒属于阳虚之变，临床上必须注意掌握。

②肾虚之证，一般分为阴虚、阳虚两类，总的治疗原则是“培其不足，不可伐其有余”。阴虚者忌辛燥，忌苦寒，宜甘润壮水之剂，以补阴配阳，使虚火降而阳归于阴，所谓“壮水之主，以制阳光”。阳虚者，忌凉润，忌辛散，宜甘温益气之品，以补阳配阴，使沉阴散而阴重于阳，所谓“益火之源，以消荫翳”。至于阴阳俱虚，则精气两伤，就宜阴阳两补。

③肾阴虚者，往往导致相火偏旺，此为阴虚生内热之变，治法均以滋阴为主，参以清泄相火，如知柏地黄之类。肾阳虚者，在温肾补火的原则下，必须佐以填精益髓等血肉有情之品，资以化生之源。

④肾与膀胱互为表里，膀胱病变属虚寒者，多由肾阳虚衰，气化失职所致，当以温肾化气为主。倘为实热癃闭不利，可由他脏移热而致，也可由于膀胱本腑之湿热蕴结而成，当以清利通窍为主。

⑤肾与其他脏腑的关系非常密切，如肾阴不足，可导致水不涵木，肝阳上亢；或子盗母气，耗伤肺阴；或水不上承，心肾不交的病机。肾阳亏虚，又易形成火不生土，脾阳衰弱。

这些病证，通过治肾及参治他脏，对病情恢复有很重要的意义。

附：膀胱

1. 生理

膀胱位于少腹，其经脉络肾，其生理功能主要为贮存津液，化气行水，故《素问·灵兰秘典论》说：“膀胱者，州都之官，津液藏焉，气化则能出矣。”小便之来源是津液，津液之余入膀胱，气化则为小便。

2. 病理

由于膀胱有化气行水的功能，故其病理变化主要表现为气化无权、小便不利、癃闭、频数、失禁等。因肾主水液，与膀胱互为表里，肾气不化，也能影响膀胱气化，这是膀胱虚证的主要病机。至于膀胱实证病证，则由他脏移热所致，或本腑湿热蕴结而成。

3. 证候分类

①虚寒。小便频数，淋漓不禁；或遗尿，舌淡苔润，脉沉细。治以固摄肾气，用桑螵蛸散之类。

②实热。小便短赤不利，尿色黄赤；或浑浊不清，尿时茎中热痛，甚则淅沥不畅；或见脓血砂石，舌红苔黄，脉数。治以清利湿热，用八正散之类。

第二节
气血病机、病证的基本概念

气和血，是人体生命活动的动力和源泉，它既是脏腑功能的反映，又是脏腑活动的产物，人体病理变化无不涉及气血。所以，认识和分析气血的病机、病证，就能更深入地探讨脏腑的病理变化，对指导临床实践有重要意义。

一、气

1. 生理

气的来源，一为禀受先天父母之赐，称为元气，入藏于肾。其为源于后天水谷之气，此气承脾胃之输布，充泽于五脏，就成为各脏之气。两气相合，即成为人体生命活动的动力，即所谓“真气者，所受于天，与谷气并而充身也”。(《灵枢·刺节真邪》)

人体之气，包括元气、宗气、营气、卫气及五脏之气。元气乃先天精气所化，发源于肾，借三焦之道通达全身，以推动五脏六腑的功能活动。宗气为水谷之气与自然界之清气相合而成，积于胸中，出喉咙而司呼吸，贯心肺以行血脉。营气亦由水谷所化，源于脾胃，为运营于脉中之精气，内注五脏六腑，外营四肢骨骸。卫气同营气，生于水谷，源于脾胃；所不同者，乃运行于脉外，循皮肤之中，分肉之间，以温养肌肉皮肤，其主要功能为保卫体表，抵御外邪入侵。五脏之气，则指五脏功能的具体表现，有关内容已如前述，不再重复。

2. 病理

由上所述，气的活动范围较为广泛，因此，疾病之发生演变与气的关系极为密切，即所谓“百病皆生于气也”。

气病的病因，不外为外感内伤。外感疾病中，风寒外束、肺气失宣而为咳嗽；寒与气结，则为疝为痞；风热上乘内炽，肺气失于肃降，而咳吐黄痰、鼻煽；邪热袭入心包，心气逆乱而神昏惊厥；湿浊阻遏气机，则肺气壅塞而喘逆吐涎，脾气不升而见泄泻。至于内伤之病，劳损过度，则气耗血虚；饮食失节，则胃气失和；七情无制，怒则气上，喜则气缓，悲则气消，恐则气下，惊则气乱，思则气结。说明劳倦，饮食和情志所伤，都与气病的发病有一定关系。综上所述，外感内伤，均可引起气病，由于病因、病机的不同，则其病理变化所反映出来的证候亦不同。

气病与脏腑的关系非常密切，因气来源于脾肾，出入升降治节于肺，升发疏泄于肝，帅血贯脉而周行于心，故脏腑一旦受病，就会直接或间接地反映于气的病理变化，出现不同的气病证候。如肺气不宣，则为咳喘；肺气不足，则神倦气短；心气逆乱，则心神受扰而昏迷癫狂；气血亏耗，则心气不足而心悸怔忡；脾胃不和，则胃气上逆而泛恶呕吐；脾失运化，则胃气虚衰而纳呆泄泻，生湿生痰；肝气郁结，则化火上炎，肝阳暴涨而上扰神明；肝气虚则胆亦虚，而头晕心惊，胆怯肢麻；肾气虚弱，固摄失权则遗泄；肾气不纳，则动即喘息；气不化水，则水泛而为痰为肿。

3. 气病证候

上面已经提到，气病的病理与脏腑直接相关，因此气病的证候，就包括在脏腑不同证候之中，有关具体内容已如前述。现仅将气病概括为虚实两证，介绍如下。

①气虚。凡由劳伤过度，久病失养而损元气者，皆属于气虚，其主要表现为：少气、懒言、语声低微、自汗、心悸、怔忡、头晕、耳鸣、倦怠乏力、食少、小便清或频、脉虚弱或虚大等。此外，脱肛及子宫脱垂等，亦属气虚范畴的疾病。

②气实。气实证多由痰火、湿热、食滞、郁结等所致，或因外感治疗失当而引起，其主要表现有：胸痞、脘闷、痰多喘满、气粗、腹胀、大便秘结、脉弦滑或数实等。

4. 气病的治疗

治疗气病的基本原则是气虚补气，气实宜理气、行气、降气。气虚者，其补气主要是补脾肺肾之气，因脾胃为元气生化之源，脾胃虚衰则元气不足。其他脏腑亦因元气不足而虚弱，如李东垣说：“脾胃之气既伤，元气亦不能充，而诸病之所由生也。”肺为脾土之子，脾气不足，最易导致肺气出入升降失常，加重病情的发展。肾为先天之本，主藏精气，又为气化之司，如肾气不足，就会引起一系列水液气化失调的病证。因此气虚的治疗，一般是根据气虚的不同病机，以补脾肺肾之气为主。补脾胃气虚，常用四君子汤、补中益气汤；补肺气常用补肺汤；补肾气常用大补元煎、金匮肾气丸等。如果出现兼有痰火等虚中有实的证候，那就要根据具体情况，分清主次，视其轻重缓急，做出适当处理。

至于气实之证，主要由于气郁、气滞、气逆，以及外邪侵犯所致，与肝脾肺之关系较为密切，所以多用泄肝、理脾、宣肺、降逆、散寒、化结等法。一般气实之证多较复杂，就应分别其与脏腑的关系，再进行治疗。如肺气阻郁的宜开，胃气积滞的宜导，肝气上逆的宜降，肝气郁结的宜疏，胆气滞的宜和，肝胆火盛的宜泄，气滞而痛的宜调。如食、痰、湿、火等夹杂为患，当分析具体情况，分别缓急轻重，加以处理。

二、血

1. 生理

血来源于水谷的精气，通过脾胃的生化输布，注之于脉，化而为血。血的功能主要是充润营养全身。目之视、足之步、掌之握、指之摄，以及皮肤的感觉、五脏六腑功能之协调，无不赖血之营养。

血液之所以能循行脉中，周流不息，除了与“心主血脉”的功能有直接关系外，与气之功能也有密切关系。因血属阴，赖阳气以运行，气行血亦行，气滞血亦滞，气脱血亦脱，故有“血随气行、气为血帅”之说法。

2. 病理

血病的表现，一般分为出血、瘀血、血虚，三者的病因、病机既有区别，又有联系。如出血是血虚的病因，又可能是瘀血的病机。当出血蓄积于内而为瘀血，就是这种联系的反映。现分别就三者的病理分述于下。

①出血。正常人的血液是循行于脉中，若脉络受伤、血溢于外，就是出血。血从上而出，为上溢，如咯血、吐血，衄血等；血从下而出称为下溢，如便血、尿血、崩漏等。

出血之病机，大多由火而起，但也有因气不足，使血无所依而导致出血的。因此，归纳出血的病机，不外风火燥热损伤脉络；过食烟酒辛辣动火之品，或厚味肥甘蓄积为患；七情因素之激扰，五志之火内燔；素有血病，复因纵情色欲、耗损肾阴，虚火伤络；跌打损伤，用力超重等。

②瘀血。凡离经之血未出体外，停滞于内，或脉中之血为痰火或湿热所阻，均能成瘀。其病机有：邪毒入营，或外阻脉道；对出血处理不当，余血内留；产后恶露不下；挫伤脉络；其他气病、血病等。

③血虚。主要由于失血过多、生血不足两个原因。例如，吐衄血、产后，以及外伤性出血等，血去过多，新血未生；因脾胃素弱，水谷之精微不能化生营血；久病不愈、肠中虫积、营血消耗；等等，均能使脏腑百脉失养，而出现一系列血虚的病理反应。

3. 血病证候

①出血。多以出血部位或器官而分证，如随咳嗽痰沫而出者，为肺系之出血；如随食物呕吐而出者，为胃之出血；随大小便而出者，为便血、尿血；由鼻窍而出者，为衄血；女子月事过多或经血频频者，是为崩漏。此外，尚有从龈、耳、目、肌肤等处出血者。其临床症状，则根据病因、病机及出血部位各有不同，有关内容，均分述于各论血证诸篇中。

②瘀血。主要表现为疼痛，部位随瘀血所在而定，痛处不移，状若针刺，得寒温不解，常兼胸痞闷、胀满、自觉烦热、眼睑乌黑、唇色枯萎、皮肤紫斑，或有血缕，甚则甲错、舌质暗，可只紫斑、脉细涩。

③血虚。面色苍白、唇舌爪甲色淡无华、头目眩晕、心悸怔忡、气微而短、疲倦乏力；或手足发麻、脉细等。

4. 血病的治疗

血病的治疗，主要根据上述证候，血虚者补血，出血者止血，血瘀者宜活血化瘀。

①出血。凡由火热引起出血者，以泻热止血为主法，如肝胆火热内炽出血，用龙胆泻肝汤之类；血热妄行出血，用犀角地黄汤之类（无犀角用水牛角代之）；胃火内炽出血，用金匮泻心汤之类；阴虚火炎咯血，用沙参麦冬汤之类；肠风下血，用槐花散之类；热在下焦尿血，用小蓟饮子之类；因脾不统血或气不摄血而致出血者，法当益气摄血，可用归脾汤或补中益气汤之类。

②瘀血。瘀血的治疗，视病情而不同，如瘀血内结，可行血破瘀，用桃仁承气汤或抵当汤之类；如瘀血阻滞，可行气活血或活血逐瘀，用血府逐瘀汤之类；因寒滞经脉而血瘀者，可温经活血，用温经汤之类。因正虚无力推动血行而瘀者，又当扶正祛瘀同用。

③血虚。主要是补气养血，用人参养荣汤或十全大补汤气血双补。妇人血虚，用四物汤或当归补血汤之类。若精血双亏，则应佐以益肾填精，如河车大造丸等。

第三节
风火湿痰（饮）病机、病证的基本概念

风、火、湿、痰（饮），既是六淫之气，又是脏腑病理变化的产物，也是脏腑疾病的临床表现。因此，又是直接或间接致病的内外因素。

一、风

风有内外之分。外风为六淫毒邪之一；内风系身中阳气所化，多生火热炽盛或肝阳偏亢所致的一系列气血逆乱的证候。

1. 风证特点

外风：病起急骤，身热而渴；或兼咳嗽，肢体酸痛；或骨节红肿，游走不定；或皮肤发生风疹作痒；或口歪舌强等。

内风：多系肝阳肝火所产生，或因情志、起居、饮食失节而诱发。根据病情轻重不同，多有头目眩晕、抽搐震颤、癫狂；或卒中、口眼歪斜、语言謇涩、半身不遂等。

2. 风证病机

（1）外风。风为六淫之首，四季皆能伤人，经口鼻或肌表而入，经口鼻而入者，多先犯肺系；经肌表而入者，多始自经络，正虚邪盛则内传脏腑。此两者感受途径又可以同时兼有。

风邪很少单独袭人，往往兼邪同犯，如冬多兼寒；天气由寒转暖，则多因温邪病毒入侵而为温病；时令多湿，或居处潮湿，则兼湿为患；也有风、寒、湿同时感受而致病的。风为阳邪，其性善行而数变，故犯经络骨节，其痛多游走流窜而无定位。挟热者为风热，多犯面咽喉；兼湿者多犯下肢。又风气刚劲，常卒然伤人，留滞经脉，出现口歪舌强、肢体拘急挛痛等症。

（2）内风。内风系自内而生，产生内风的病机如下。

①热极生风。凡热极之证，必灼伤津液，消涤营血。营血既伤，心肝受病，邪热上扰，可出现惊厥神昏证候，此即所谓“热极生风”的病机。

②肝风内动。肝脏内寄相火，体阴用阳，赖肾水以滋之。肾水不足，肝失所养，体弱用强，则肝火偏亢而上炎。风自火生，血随气升，横逆络道，上冲巅顶，直扰神明，可出现眩晕、抽搐，或卒中不省人事等证候，此即“肝风内动”和“诸风掉眩，皆属于肝”的病机。

③血虚生风。肝为藏血之脏，其性刚强，赖血液以濡养。血虚则肝阴不足，肝阳偏亢，风自内生，也会出现瘛疭、眩晕、痉厥等。

总上内风病机，可以看出，内风为病多与心肝肾三脏有关，病之本在肝肾，而病之标则在心。此外，内风又与痰有一定关系，如内有痰火郁结，则更易生风；反之，肝风内动，痰浊也随之上逆，易出现卒中。有关痰之病机，容后再述。

3. 风证的辨证施治

（1）外风

①风寒。如感冒伤风，症见头项强痛、恶寒或发热无汗、鼻塞、苔薄白、脉浮紧等。治以疏风散寒，用葱豉汤或荆防败毒散之类。

②风热。风热外感，多犯上焦，见头胀、咽喉肿痛、发热不恶寒，或少汗恶风、目赤胀痛畏光、咳吐黄痰。也可见头面焮红肿痛、乳蛾、鼻渊。如风热伤络，则为咯血、小便色黄、脉洪数等。治以疏风清热，用桑菊饮或银翘散之类。

③风湿。风湿为患，表现为肌表经络的证候可为头痛而重、骨节疼痛、窜走不定、湿疹、痒疹、水疱等，表现为肠胃的证候则为肠鸣、泄泻、清稀如水等。治以散风化湿，在肌表经络者用羌活胜湿汤之类，在肠胃可用藿香正气散之类。

（2）内风

病情轻者，主要表现为头目眩晕、心绪不宁、手足颤动，重者可突然出现抽搐昏迷、口眼歪斜、角弓反张、半身不遂等症。热极生风，必兼热盛症状；虚风内动，必兼肝肾阴虚肝阳上亢的症状；血虚生风，必兼血虚内燥症状。

内风的治疗，凡热极生风者，宜平肝熄风，用羚羊钩藤汤之类，酌情可加用安宫牛黄丸、至宝丹、紫雪丹；如虚阳妄动者，宜滋阴潜阳，用大定风珠之类；血虚生风者，宜养血熄风，用加减复脉汤之类。

二、火

火为热之甚。火是六淫病邪之一，亦可在疾病过程中产生，有虚实之分。实火多因直接感受火热，或他邪化火而成；虚火乃脏腑病理变化，反映于临床的一种证候，多因气血失调，精气亏耗而生。

1. 火证特点

火系热之甚，其性上炎，故火证的症状与热相似，但比热更重，其主要特点如下。

实火：多因外感而起，病势急速，病程短，多有壮热、面红目赤、口渴心烦、喜冷饮，甚者狂躁、谵语、昏迷、小便短赤、大便秘结、唇焦、苔黄燥或生刺、脉洪数等。

虚火：多因内伤而起，病势缓慢，病程长，见潮热盗汗、午后颧红、虚烦失眠、口干咽燥、干咳无痰，或痰中带血、耳鸣健忘、腰酸遗精，舌质红绛少津、光剥无苔，脉细数等。

2. 火证病机

在生理状态下，人体脏腑活动，赖水谷之气的营养，从而生热生火以为用；反过来，人体赖此火热之能，以腐熟水谷，化生精气，而维持生命，这种火称为“少火”。如在病理状态下，精血耗伤，脏腑功能失常，阴阳失却相对平衡，因脏腑之阳偏亢所生之火，则称为“壮火”。此火为反常之火，能伤人正气而为病象。这就是《内经》说的“壮火食气，少火生气”，阐明少火为正常之火，物赖以生；壮火为反常之火，物因以耗。

火的病机，不外内伤外感两个方面。凡感受六淫之邪而为火证者，可因直接感受火热所起，也可由他邪演化而生。由于感受火热之邪而出现火热之证者，乃由火热直接灼伤津液营血，内损脏腑所致。因感他邪而为火证者，就需要经过一段化热的过程，才能化火，如寒之化火，必须由寒化热，热极而后火生。湿之化火，必须与热相结合，或湿蕴化热，湿热极甚而成痰火。一般认为，这种由外感引起的火多属实火，反映于临床就是实火证候。

内伤也可以生火，如劳伤过度、情志抑郁、淫欲妄动，均可影响脏腑的正常生理功能，使气血失调，或久病失养，精气亏耗，均可导致内火的发生，而出现火证。这种内伤所致的火，多属虚火，反映于临床多是虚火证候。

3. 火证的辨证施治

辨火之证，首别虚实，虚者宜补宜滋，浮者宜引宜敛，实者宜清宜泻。由于受病的脏腑不同，其中虚实又有区别，必须详细辨证。

（1）实火

①心火炽盛。主证为面红目赤、五心烦热、口燥唇裂、舌碎糜破，甚则嬉笑无常、谵语、神昏、吐衄等。治以清泻心火，用泻心汤之类。

②肝胆火盛。主证为耳聋胁痛、少寐多梦、头昏目赤、口苦筋痿，或淋浊溺血等。治以泻肝泄胆，用龙胆泻肝汤之类。

③肺火壅盛。主证为气粗鼻煽、咳吐稠痰、烦渴欲饮、大便结燥，或鼻衄咯血等。治以清肃肺热，用千金苇茎汤或泻白散之类。

④胃火炽盛。主证为烦渴引饮，牙龈腐烂而痛或出血，呕吐嘈杂，消谷善饥等。治以清泻胃热，用清胃散之类。

⑤大肠火热。大便秘结不通，或暴泻黄赤、肛门灼热等。治以泻下结热，用大承气汤。

⑥小肠火热。主证为少腹坠痛、血淋热浊等。治以清心降火，用导赤散之类。

⑦脾火内伏。主证为口干唇燥、烦渴易饥等。治以清脾泻火，用泻黄散之类。

⑧膀胱有火。主证为癃闭淋沥、遗溺浑浊、尿血腹痛等。治以清利湿热，用八正散之类。

⑨火热入心，蒙蔽清窍。主证为神昏谵语、抽搐等。治以宣窍泻火，用牛黄丸、至宝丹及其他清心凉血之品。

（2）虚火

①肾虚火动。肾阴不足，相火妄动，主证为虚热骨蒸及其他肾阴虚证候。治以滋阴降火，用知柏地黄丸之类。骨蒸者用清骨散之类。

②脾胃虚火。主证为渴喜热饮、懒言恶食等。治以甘温除热，用补中益气汤或黄芪建中汤之类。

三、湿

湿亦有内外之分。外湿为六淫之一，常先伤于下。湿与热结，或为下痢，或为黄疸。内湿为病理产物，与脾的病理变化有密切关系。

1. 湿证特点

湿为阴邪，得温则化，得阳则宣；但湿邪黏腻而滞，故不易速去，常反复经久不已。

外湿：外湿起病，与气候环境有关，如阴雨连绵，或久居雾露潮湿之处，均易发生湿病。又脾胃素弱，也容易感受外湿。临床表现多有身重体酸、关节疼痛，甚者屈伸不利，难以转侧。其痛常限于一处不移，脉濡缓，苔白微腻等。

内湿：内湿之证，都与脾虚有关，故以脾胃症状为主，如口淡乏味而腻、食欲不振，或纳欠运、胸脘痞闷、嗳气泄泻、便溏、肢软无力、头痛身重、困倦、苔白厚而腻、脉濡缓等。

2. 湿证病机

湿的形成及其病机，有外来及内生的不同。外湿为外来之邪，多由体表肌肤侵入，浅则伤人皮肉筋脉，或流注关节，深则可入脏腑。湿邪伤人，常兼寒、热与风。湿邪侵入人体，可以寒化，可以热化，常视人体脏腑功能的不同、禀赋之强弱，以及治疗之不当而转化。如脾阳素虚者易从寒化，胃热之人易从热化；过用寒凉易于寒化，妄加温燥易于热化。

内湿的形成，多因饮食不节，如恣食生冷酒醴肥甘，或饥饱失时，损伤脾胃。脾伤则运化功能失常，致津液不得运化输布，故湿从内生，聚而为患，或为泄泻，或多肿满，或为饮邪，此即《内经》所说“诸湿肿满，皆属于脾”的病机。在内湿的基础上，更易感受外湿，两者互为影响，可出现各种不同的湿证。

3. 湿证的辨证施治

（1）外湿

①寒湿。全身疼痛，以关节病较重，行动不便、无汗，

大便稀，或见四肢浮肿、苔白腻、脉濡迟。治以蠲痹通络，用蠲痹汤之类。

②风湿。见风证辨证施治。

③湿热。发热心烦，口渴自汗，四肢关节肿痛，胸满，黄疸，小便黄赤，舌苔黄腻，脉濡数。治以清热化湿，如苍术白虎汤之类；以关节肿痛为主者用桂枝白虎汤之类，以黄疸为主者用茵陈五苓散之类。

④暑湿。呕吐泄泻，发热汗出，胸闷腹满，不思饮食，苔白滑，脉濡。治以芳香化浊，用藿香正气散之类。

（2）内湿

①脾为湿困。肢体无力，困倦疲惫，脘闷饱胀，大便溏稀，或见呕逆，脉濡缓，苔白腻。治以理脾除湿，用香砂六君子汤之类。

②湿从热化。湿热蕴于心经，则口舌生疮糜烂。湿热注于下焦，或为痢疾，或为淋浊血尿、癃闭，或为带证。湿热浸淫肌肤，则为疥疮；流注关节，则红肿疼痛。治疗可参照火证，酌加除湿之品。皮肤湿热所致的疥癣疹疮，可用解毒化湿法，如苦参汤或蛇床子散之类。

四、痰（饮）

痰和饮，都是脏腑病理变化的产物，是水液停积反映于临床的两种不同证候。古人谓“积水成饮，饮凝成痰”，水、饮、痰三者的区别，即稠浊者为痰，清稀者为饮，更清者为水。痰与饮之产生，与肺脾肾三脏关系较为密切。

1. 痰和饮证的特点

从发病的部位而言，饮多见于胸腹四肢，故与脾胃关系较为密切。痰之为病，则全身各处均可出现，无处不到，与五脏之病均有关系。张景岳说："饮惟停积肠胃，而痰则无处不到。水谷不化而停为饮也，其病全由脾胃；而化为痰者，无处不到。凡五脏之伤，皆水能致之。"现将痰与饮的临床表现分述如下。

①痰之主证。胸部痞闷，胁胀痛，咳嗽痰多，恶心呕吐，腹泻，心悸，眩晕，癫狂，皮肤麻木，关节痛或肿胀，皮下肿块或溃破流脓，久而不合，苔白滑或厚，脉滑。

②饮之主证。临床症状多随饮之部位而不同，如见咳嗽，肠中有辘辘声，为痰饮，饮在肠胃；如咳吐引肋下痛，心下痞硬，则为悬饮，饮停胸闷；如体重而肿，为溢饮，饮在四肢；如喘咳气逆，不能平卧，为支饮，饮在膈上。

2. 痰和饮的病机

人体在正常的生理状态下，水谷之精气得脾之健运，得肺之治节，得肾阳之煦蒸，得三焦之气化，或化为血，或化为津液，以营养全身；或变为汗，或变为气，或变为溺，而排出体外。在病理状态下，脏腑失却正常生化输布功能。水谷精气在体内游溢的过程中，遇阴气则聚而为水为饮；若水饮遇火气之煎熬，则成为痰。如脾虚，中阳不振，运化失职，水谷精气就不能生化如常，也可聚而成饮成痰。或久嗜酒肉肥甘多湿之品，则湿聚不化，也可为饮为痰；肾阳不足，水气不化，也可聚而上泛，演变为痰；阴虚生热，或肝郁化火，火热上炎，灼熬津液，亦为生痰之因；风寒犯肺，气机郁阻，或化热化燥，则蒸灼肺液而成痰。痰迷心窍，则神昏癫痫，犯肺则咳喘痰多，留滞中焦而腹鸣作泻，窜流肌肉筋骨而为瘰疬流注。饮在肌肉，溢而为肿。在胁则咳吐引胁而痛，心下痞痛。在膈上则咳喘不能平卧，在肠中则辘辘有声。

3. 痰和饮的辨证施治

（1）痰证

①风痰咳嗽。即一般伤风有表证咳嗽，治以宣肺化痰，用杏苏散之类。

②痰湿犯肺。咳嗽痰多，色白痰稀，治以温化痰湿，用二陈汤之类

③痰热伏肺。肺有伏热，痰黏而黄，治以清化痰热，用清肺化痰汤之类。

④痰蒙心窍。猝然昏倒，痰涎壅塞，治以开窍涤痰，用稀涎散之类。

⑤痰核瘰疬。项下痰核瘰疬，治以消痰软坚，用消核散之类。

⑥痰气搏结。气为痰滞，痰因气结，痰涎壅盛，咳喘气急，胸膈噎塞，治以降气化痰，用苏子降气汤之类。

（2）饮证

①痰饮。证见咳嗽心悸，恶水不欲饮，肠胃中有漉漉水声；呕吐清水，胸腹胀满，苔白，脉弦滑。治以温化痰饮，用苓桂术甘汤之类。

②悬饮。饮在胁，咳吐引痛，心下痞硬，发热汗出，苔白，脉沉或弦。治以逐饮行水，用十枣汤之类。

③溢饮。干呕发热而渴，面目四肢浮肿，身体疼痛，苔

白或微黄，脉浮而数。治以发汗逐饮，用大青龙汤或小青龙汤之类。

④支饮。咳逆倚息，短气不能平卧，身体微肿，脉弦细，苔白。治以泻肺逐饮，用葶苈大枣泻肺汤之类。

第四节
六经病机、病证的基本概念

张仲景在继承《内经》《难经》等古代医学知识的基础上，创立了六经辨证论治体系，运用于外感病。六经辨证，是把各种外邪病的临床表现，综合划分为太阳、阳明、少阳、太阴、少阴、厥阴六种不同类型。外感病的临床表现，是各种脏腑经络受到以风寒为主的邪气侵袭后所引起的病理反应，掌握和运用这种规律，是非常必要的；但一则由于邪气性质的差异，一则由于脏腑、经络属性有阴阳，部位有浅深，加之人体秉赋有强弱、年龄有老幼，故病情演变就会出现寒、热、虚、实的不同，辨证时，就需要在原有基础上灵活运用。

六经辨证的临床意义

1. 它是对风寒外感病发展的不同阶段、六类不同证候的概括，即太阳病、阳明病、少阳病、太阴病、少阴病、厥阴病。

2. 它标明了风寒邪气所在部位与转化及其发展变化的一般规律，即太阳病→阳明病→少阳病→太阴病→少阴病→厥阴病，显示病情由表入里、由浅入深的六个阶段。

六经辨证的基本内容概括如下：

（一）太阳病

太阳病主表，为外感病初起，风寒侵袭肌表之证。

提纲：太阳之为病，脉浮，头项强痛而恶寒。

病理：风寒袭表，营卫失和，则为经证。经证不解，内传膀胱，则为腑证；邪入气分为蓄水证，邪入血分为蓄血证。

证治：

1. 经证：中风、伤寒两证

中风证：恶风发热，汗出，头项强痛，脉浮缓，又称表虚证。治宜调和营卫，以桂枝汤为主方。

伤寒证：恶寒发热，无汗，头痛身痛，项背强，脉浮紧，又称表实证。治宜辛温解表，以麻黄汤为主方。

2. 腑证：蓄水证、蓄血证

蓄水证：恶风发热，小便不利，烦渴喜饮，饮入则吐，脉浮。治宜解表利水，以五苓散为主方。

蓄血证：恶风发热，少腹硬满，小便自利，神志错乱，甚则发狂，脉沉细。治宜破血逐瘀，以桃核承气汤为主方。

（二）阳明病

阳明病主里，为风寒之邪由表入里，由寒化热而致邪热炽盛之证。

提纲：阳明之为病，胃家实是也。

病理：寒邪由表入里化热，热蕴胃肠。若尚未见肠中有燥屎为经证，若肠中有燥屎停积则称为腑证。

证治：

1. 经证

高热，汗自出，不恶寒反恶热，烦渴引饮，脉洪大而数，舌苔黄燥。治宜清热泻火，以白虎汤为主方。

2. 腑证

腹满而痛，大便秘结，潮热谵语，脉沉实。治宜泻热通腑，以诸承气汤为主方。

（三）少阳病

少阳病主半表半里，为病邪脱离太阳之表，而尚未进入阳明之里。

提纲：少阳之为病，口苦咽干目眩。

病理：病邪由表内传，或由里外传，或起于本经而停留于表里之间，正邪相争，枢机不运，升降不利。

证治：

少阳证为寒热往来，胸胁苦满，默默不欲饮食，心烦喜呕，口苦、咽干、目眩等。治宜和解少阳，以小柴胡汤为主方。若太阳少阳合病，则兼见头痛身痛、汗出等，治宜和解疏表，以柴胡桂枝汤为主方。若少阳阳明合病，则兼见脘腹胀满、痞硬，大便或秘结或下痢，治宜和解通里，以大柴胡汤为主。

（四）太阴病

太阴病主脾阳虚衰，为病邪由三阳传变而来，或直接侵入损伤脾胃，导致脾阳不振。本病为邪入于阴的早期阶段。

提纲：太阴之为病，腹满而吐，食不下，自利益甚，时腹自痛。若下之，必胸下结硬。

病理：寒邪入里，损伤脾胃，脾阳不振，温运无权。

证治：

太阴病为腹满而痛，下利，食不下而吐，治宜温中健脾，以理中汤为主方。若太阴病兼有表证，则宜根据证情缓急，相应采用先解表，或先温中，或表里兼顾之法。

（五）少阴病

少阴病主心肾虚衰，为病邪传入少阴，损伤心肾，导致心肾之阴阳虚衰。本病可由它经传变而来，或直中而病，为病情危重的后期阶段。

提纲：少阴之为病，脉微细，但欲寐。

病理：病邪深入伤及心肾，或致阳气耗伤则内生虚寒，或致阴血亏损则内生虚热。少阴病属虚寒者多，属虚热者少。

证治：

1. 少阴虚寒证为恶寒身蜷，四肢厥逆，精神萎靡而欲睡，脉微细，或下利清谷，小便清长。治宜回阳救逆，以四逆汤为主方。

2. 少阴虚热证为心烦，不得眠，口燥咽干，舌红少苔，脉细数等。治宜育阴清热，以黄连阿胶汤为主方。

3. 少阴水泛证为心下悸，头眩，筋肉跳动，全身颤抖，有欲倒于地之势。甚则浮肿，小便不利，或四肢沉重疼痛，或下利，或腹痛等。治宜温阳利水，以真武汤为主方。

4. 少阴病兼证为兼见太阳证，或兼见阳明证，治宜两者兼顾，分别用温经解表的麻黄附子细辛汤，或急下存阴的大承气汤。

（六）厥阴病

厥阴病主寒热错杂，为伤寒后期，病邪入里，使人体气血津液和脏腑功能遭到严重损伤。病情复杂，常表现为寒热互见，阴阳错杂。

提纲：厥阴之为病，消渴，气上撞心，心中疼热，饥而不欲食，食则吐蚘，下之利不止。

病理：病邪损伤气血津液，脏腑功能发生障碍，而致阴阳失调，导致内外或上下寒热错杂之证。

证治：

1. 寒热错杂时心烦，得食而呕，甚则吐蚘，或见吐利。治宜寒温并用，以乌梅丸为主方。

2. 厥阴寒证为干呕、吐涎沫、头痛、手足厥冷、脉细欲绝等。治宜养血通脉，温经散寒，以当归四逆加吴茱萸生姜汤为主方。

3. 厥阴热证为热利、下重、口干欲饮水、脉数，治宜清热利湿解毒，以白头翁汤为主方。

第五节
卫气营血病机、病证的基本概念

卫气营血病机，是探讨温热病发生演变过程中，按主要病变的浅深轻重而分成卫、气、营、血四个阶段的变化机制。叶天士在《温热论》指出："大凡看法，卫之后方言气，营之后方言血。"概括了温热病邪气传变规律。卫气营血病证，是温邪传至卫、气、营、血各阶段反映于临床的不同证候，即包括卫分证候、气分证候、营分证候、血分证候。它们的一般变化规律是卫气—气分—营分—血分，病变由浅入深，由轻转重；反之，由营、血传至卫、气，是病变由深出浅，由重转轻。

一、卫分证

卫分证主要见于温热病初起，温邪从口鼻或皮毛而入，侵犯肺卫。

主证：发热，微恶风寒，头痛，无汗或少汗，咳嗽，口渴，苔薄白，舌边尖红，脉浮数等。

病理：温邪上受或侵袭肌表，肺卫失于宣肃。

证治：

1. 风温卫分证：证同主证，治宜辛凉解表，以银翘散为主方。

2. 秋燥卫分证：证见发热恶寒，头痛无汗，咽干唇燥，鼻干，干咳，舌苔薄白而干，脉浮细。秋燥有凉燥与温燥之分，凉燥治宜散寒解表，宣肺润燥，以杏苏散为主方。热燥治宜辛凉解表，宣肺润燥，以桑菊饮为主方。

3. 暑温、湿温之卫分证可参考三焦病机之上焦篇。

二、气分证

气分证主要见于温邪由卫分入里化热，病变部位在胃、脾、肠、胆、胸膈等，其中以热盛阳明较为常见。

主证：壮热，不恶寒但恶热，汗多，渴欲冷饮，舌苔黄燥，脉洪大。

病理：邪入阳明气分，正邪剧烈抗争，津液耗伤。

证治：

1. 热积肺胃，治宜清热生津，以白虎汤为主方。若兼见汗出过多而伤津耗气，可用人参白虎汤为治。若兼见痰黄而稠，胸痛气喘，可用麻杏石甘汤加清化痰热药为治。若兼见大便秘结或泻下黄臭稀水，腹痛拒按，可用调胃承气汤为治；再有伤阴之证，可用增液承气汤为治。

2. 里热挟湿证，可参考三焦病机之中焦证。

三、营分证

营分证多由卫分、气分传来，也有起病即为营分证者，是温热病的严重阶段。

主证：

身热夜甚或身灼热，渴不多饮或反不渴，心烦不寐，时有谵语，舌质红绛，脉细数。

病理：温热之邪入里，热势内盛，损伤营阴，或热扰心神，或热极生风。

证治：

1. 热入营阴，症见斑疹隐隐，舌绛无苔，治宜清营泄热，以清营汤为主方。

2. 热入心包，症见高热、神昏谵语，或四肢厥冷、抽搐。治宜清热泄热，清心开窍，以清营汤送服安宫牛黄丸或局方至宝丹。

3. 热极生风，症见高热、躁扰不宁、抽搐，或四肢拘急、项强、角弓反张、舌颤、舌红或绛、脉弦数。治宜清热熄风，以白虎汤加羚羊角粉、钩藤之类。

四、血分证

血分证多从营分发展而来，也有由卫分、气分直入血分的；个别情况也有起病即血分证者。血分证是温热病的危重阶段。

主证：吐血、衄血、便血、溺血、斑疹密布、身热，或低热，或手足心热、口干舌燥、齿枯唇焦、躁扰不宁，或神昏谵语、舌质沉绛或光红如镜，或手足抽搐、痉厥。

病理：热盛迫血，热瘀交结，阴液被灼，虚风内动。

证治：

1. 热在血分，症见如主证。治宜清热凉血解毒，以犀角地黄汤为主方。

2. 气血两燔，症见壮热口渴、心烦躁扰，甚或昏狂谵妄、吐血、衄血、肌肤发斑、舌绛、苔黄燥、脉数。治宜清气凉血化斑，以化斑汤治之。若热毒充斥表里上下，内侵脏腑，外窜经络，症见寒战高热，大渴饮冷，头痛如劈，烦躁谵妄，神昏，出血等。治宜清气凉血，泻火解毒，以清瘟败毒饮为主方。

3. 血热动风，症见壮热神昏，头晕胀痛，手足抽搐，颈项强直，角弓反张，舌干绛，脉弦数。治宜凉肝熄风，以羚羊钩藤汤为主方。

4. 血热阴伤。因邪气强弱和阴液耗伤程度不同，表现有异，治疗总离不开清热凉血和滋阴增液两法，具体运用时酌情取舍。

第六节
三焦病机、病证的基本概念

吴鞠通根据历代文献对三焦的论述和三焦病变的辨证方法，创立了三焦辨证，以此作为外感温病的辨证纲领。《温病条辨》指出："凡病温者，始于上焦，在手太阴……肺病逆传，则为心包。上焦病不治，则传中焦，中焦病不治，即传下焦，肝与肾也。始上焦，终下焦。"这种分类辨证方法，难与卫气营血或六经辨证严格区别。从临床实践中认识到：只有湿热病，多表现为湿热弥漫上、中、下三焦，或滞留于其中某一两个部位。因此，后世学者提出，以三焦辨证作为湿热病的辨证纲领最为适宜。

三焦辨证的临床意义

（一）湿热病发展不同阶段，三类不同证候的概括，即上焦湿热证候→中焦湿热证候→下焦湿热证候。

（二）表明了湿热邪气所在部位及湿热病发展变化的一般规律，显示湿热病由上到下，向纵深发展的三个阶段。

现将三焦湿热证候分述如下。

1. 上焦湿热证候

湿热邪气侵袭人体的初起阶段，是湿热邪气自口鼻而入，侵袭于肺，导致肺气不宣、肃降失司、卫外功能失常，及水液代谢障碍的一类证候，以恶寒发热、身热不扬、头重身痛、脉濡等为其主要特点。同时，由于湿困脾胃，又可兼见胸闷脘痞、纳呆不饥等症状。上焦湿热证候，除肺的病变外，还可见湿热酿疹，蒙蔽心包之证，其临床表现，以表情淡漠、神志痴呆、时昏时醒为主要特点。

2. 中焦湿热证候

湿热邪气郁阻脾胃，导致脾胃运化的功能障碍，气机升降失常的一类证候。由于湿邪与热邪的轻重程度不同，中焦湿热证候，可以分为湿重于热、热重于湿和湿热并重三种类型。在此阶段，由于湿邪困阻，肺气不宣，其寒热模糊，头身重痛等上焦症状亦可同时存在。

3. 下焦湿热证候

湿热邪气下注膀胱或小肠、大肠，导致水液代谢障碍，饮食传导功能失常的一类证候。它以小便不利或大便不畅为主要临床特点。在此阶段，由于水湿困阻，脾胃运化失司，中焦症状也可能同时存在。具体分证、治法，参见吴鞠通《温病条辨》。

第四章　四诊阐微

人是一个整体，表里相连。内部的变化，必然反映到表面的神、色、形、态，感觉的异常，“有诸内必形诸外”，这是必然的规律。医者通过四诊便可观察到病情的性质和变化的状况。

四诊，即望、闻、问、切，四诊并用，或四诊并重。《难经·六十一难》指出:“望而知之者，望其五色，以知其病；闻而知之者，闻其五音，以别其病；问而知之者，问其所欲五味，以知其病所起所在也；切脉而知之者，诊其寸口，视其虚实，以知其病，病在何脏腑也。”春秋战国时期的名医扁鹊，就以“切脉、望色、听声、写形、言病之所在”，为人诊病。在《黄帝内经》和《难经》中，不仅在诊断学上奠定了“望、闻、问、切”四诊的理论基础和具体方法，而且提出诊断疾病必须结合致病的内、外因素加以全面综合考虑。《素问·疏五过论》说:“凡欲诊病者，必问饮食居处，暴乐暴苦……”并说“圣人之治病也，必知天地阴阳，四时经纪，五脏六腑，雌雄表里……从容人事，以明经道，贵贱贫富，各异品理，问年少长，勇怯之理，审于分部，知病本始，八正九候，诊必副矣”。

东汉伟大的医学家张仲景所著的《伤寒杂病论》，把病、脉、证、治结合起来，作出了诊病、辨证、论治的规范。与此同时，华佗论病、论脉、论脏腑虚实寒热生死顺逆之法，甚为著名，《中藏经》具体记载了他的诊病学术经验。西晋王叔和的《脉经》，在具体阐明脉理的前提下，联系临床“伤寒、杂病、热病”和妇儿疾病的脉证，分述寸口、三部九候、二十四脉等脉法，是我国最早的脉学专著。

明代伟大的医药学家李时珍所著的《濒湖脉学》，摘取诸家脉学精华，列举了二十七种脉象，编成歌诀，便于学习。

第一节　四诊察要歌诀

望、闻、问、切歌

1. 望诊歌诀

望头看面先察神，眼耳鼻舌口颈身。

动静之中观体态，肌肤肥瘦体质分。

望诊内容，包括整体望诊（望神、色、形、态），局部望诊（望头面、五官、躯体、四肢和皮肤等），望舌（望舌质、舌苔，详见舌诊歌诀），望排泄物和望小儿指纹。

2. 闻诊歌诀

闻音听语是否清，呼吸汗泄气味分。

咳喘气息痰嗳呃，重浊粗微虚实明。

3. 问诊歌诀

问其所苦抓主证，病史今往及个人。

接种遗传过敏史，景岳十问辨全因。

闻诊内容：呼吸、气息、痰声、语言、呕吐、呃逆、嗳气等声音高低、强弱、短促、清浊等变化，闻体味、口气、汗、痰、二便等的异常气味。

附张景岳《十问歌》:

一问寒热二问汗，三问头身四问便。
五问饮食六问胸，七聋八渴俱当辨。
九问旧病十问因，再兼服药参机变。
妇人尤必问经期，迟速闭崩皆可见。
再添片语告儿科，天花麻疹全占验。

4. 切诊歌诀

切脉先按尺肤温，寸关尺脉再寻根。
更有按胸下肢腹，测其肤色肿胀真。

注释：切诊，包括切脉和按诊两个部分。切脉亦称诊脉、候脉，主要切触病人的脉搏。按诊是对病人体表的某些部位，如肌肤、手足、胸腹、腧穴的按触。两者都是医生运用手的感觉，在病人体表一定部位进行切按，以了解病情的一种方法。

第二节　舌诊

舌诊，又称望舌，即观察病人舌质和舌苔的变化以诊察疾病的方法。

1. 舌诊源流

早在成书于战国至西汉时期的《黄帝内经》中，便有了察舌辨证和治疗的记载。如《灵枢·刺节真邪》说："内热相搏，……舌焦唇槁。"东汉张仲景《金匮要略》说："病者腹满……舌黄未下者，下之黄自去。"又说："病人胸满，唇痿舌青……为有瘀血。"《伤寒论》说："心中懊憹、舌上胎者，栀子豉汤主之。"华佗的《中藏经》有："心脾俱中风，则舌强不能言。"隋唐时期，在《巢氏诸病源候论》《千金方》两书中，对舌体的观察，已提出舌肿、舌强、舌烂、拖舌、舌胀、弄舌、舌出血等。其中所谓："心脾俱热，气发于口，故舌肿。"（见卷四《虚劳舌肿候》）

元代的《敖氏伤寒金镜录》（1341）以舌诊图的方式对身体内的"火热"进行了描述，舌诊成为一个研究专题。敖氏在书中绘制了12幅舌诊图，这可以说是中医学第一部舌诊专著。原书已佚。明清以后，主要的验舌专著有申斗垣的《伤寒观舌心法》，在《敖氏伤寒金镜录》的基础上，发展至137舌。张诞先的《伤寒舌鉴》，乃取《伤寒观舌心法》删繁正误，摘录其中有关伤寒舌象120种。傅松元的《舌苔统志》，又在《敖氏伤寒金镜录》《伤寒观舌心法》《伤寒舌鉴》的基础上，概括伤寒、温病、杂病各种验舌法，专以舌色分门，共分枯白、淡白、淡红、正红、绛、紫、青、黑八个部分，插入其他各苔而成。梁特岩的《舌鉴辨正》，是据蜀人王文选所刻《活人心法》中的《舌鉴》，共择录149舌，卷首冠以全舌分经图。曹炳章的《辨舌指南》，采集中西有关论舌苔的书报杂志编辑而成，并附舌苔彩色图119幅，为近代研究舌诊较好的参考书。

2. 舌诊原理

舌与脏腑、气血、津液的关系十分密切。舌为心之苗、脾之候，如《灵枢·经脉》指出："手少阴之别……系舌本""脾足太阴之脉……连舌本""厥阴者肝脉也……而脉络于舌本也。""肾足少阴之脉……挟舌本"。故人体脏腑的虚实、气血的盛衰、津液的盈亏、邪正的消长、病情的顺逆，都可以从舌象变化上反映出来，此即舌诊的原理。

从舌面上看，其主要的分法是：心肺居上，故舌尖候心和肺；脾胃居中，舌中则候脾胃；肝胆之脉布胁肋，故舌之两边候肝胆；肾居下焦，则舌根以候肾。清代江笔花在《笔花医镜·望舌色》中说："凡病俱见于舌。舌尖主心，舌中主脾胃，舌边主肝胆，舌根主肾。"这种舌面分部的理论，是临床的经验总结，具有一定的参考价值。

3. 舌诊歌诀

舌质舌苔察分明，舌色脏腑虚实清。

舌苔病邪观深浅，干红枯燥津液寻。

舌尖小肠心为主，舌根肾气阴阳分。

舌之两侧候肝胆，舌中脾胃燥湿因。

中前尖后候肺证，五脏经络血脉沿。

舌边齿痕候气血，舌红苔剥候阴津。

中有裂纹探虚实，湿痰气滞可寻根。

舌紫暗点气血瘀，紫绛心肾气血枯。

舌体肿大面水滑，阳虚水泛温经行。

舌肿紫暗多酒浊，郁结肝脾气血凝。

瘦瘪舌淡阴虚火，两补气血更滋阴。

舌短舌缩难抵齿，肝肾亏耗内风惊。

舌痿软弱弛失养，干绛无津病笃临。

舌歪语蹇口眼斜，中风偏枯瘫痪生。

4. 察舌苔

舌苔，是散布在舌体上面的一层苔垢。正常舌苔是由脾胃之生气上熏，胃津上潮，凝聚于舌面所生。如清代章虚谷在《伤寒论本旨·辨舌苔》中说："舌苔由胃中生气以现，而胃气由心脾发生，故无病之人常有薄苔，是胃中之生气，如地上之微草也。"病理舌苔也与胃气之上升有关，但往往因病变而挟有食浊之气，诸病邪气上泛而成。故章虚谷又说："胃有生气，而邪入之，则苔即长厚，如草根之得秽浊而长发也。"由于患者的胃气有强弱，病邪有寒热、深浅，故可形成各种不同的病理性舌苔。

5. 舌苔歌诀

舌苔本为脾胃熏，如地微长草滋生。

正常薄苔应均匀，不润不燥胃津温。

苔乃胃津熏蒸现，表里虚实寒热分。
薄白多候邪在表，薄黄挟热湿气氲。
白苔浮腻寒中滞，滑腻湿痰湿因中。
苔干燥黄有芒刺，热极清火好存津。
苔滑腻白为湿浊，厚腻积粉时邪因。
黄腻中焦湿热盛，食浊壅滞痰火熏。
霉苔舌口有糜点，胃肾阴虚湿热临。
苔腐多为邪有余，苔腻芳香化浊清。
苔中干湿观津液，苔黄苔黑虚实分。
舌质舌苔察一体，脏腑营卫气血门。

第三节　脉诊

脉诊为中医临床一项非常重要的诊断方法，是医生用手指触按病人的脉搏以探测脉象，借以了解病情变化的辨别方法，也是中医学诊察疾病的独特方法之一，是古代医家几千年来积累的实践经验。

一、脉诊源流

早在战国时期的著名医家扁鹊，就以“切脉、望色、听声、写形，言病之所在”。《史记·扁鹊仓公列传》说扁鹊“特以诊脉为名耳”，又说“至今天下言脉者由扁鹊也”。汉代的淳于意、郭玉等著名医家，都精于脉诊。东汉“医圣”张仲景参考了《素问》《九卷》《八十一难》并平脉辨证，为《伤寒杂病论》合十六卷。他在序中批评了一些医生治病的草率态度，序中说:“省疾问病，务在口给；相对斯须，便处汤药；按寸不及尺，握手不及足；人迎趺阳，三部不参。”从而所著《伤寒杂病论》，把病、脉、证、治结合起来。与此同时，华佗论病、论脉，论脏腑寒热虚实、生死顺逆之法，甚为著名。《中藏经》具体记载了他的诊病学术经验。

西晋王叔和的《脉经》，在具体阐明脉理的前提下，联系临床、伤寒、杂病、热病和妇儿疾病的脉证，分述寸口、三部九候、二十四脉等脉法，是我国现存最早的脉学专著。

唐代孙思邈《备急千金要方》中说:“论曰：夫脉者，医之大业也。不深究其道，何以为医者哉。”书中记载平脉大法第一，诊五脏脉轻重法第二，指下形状第三，并列二十四种脉学形状、八种相类脉象。

宋代的脉学理论，明显受到五代高阳生《脉诀》一书的影响。如《脉诀》的“七表”(浮、芤、滑、实、弦、紧、洪)、“八里”(微、沉、缓、涩、迟、伏、濡、弱)之说就被宋代医家朱肱《类证活人书》引用并有所阐发。其后，南宋医家崔嘉彦(字希范)的《脉诀》更以《难经》，和高阳生《脉诀》述及的浮、沉、迟、数四种脉为纲，以统七表八里，并对王叔和《脉经》所述二十四种脉象与疾病的关系进行阐发。著名医家许叔微曾编绘了《仲景三十六种脉法图》，此书已佚。其后，南宋医家施发(字政卿)又在《察病指南》(撰于1241年)一书中绘制了三十三种脉法图，这是现存最早的脉象图，对后世脉学的发展有较大的影响。

宋金时期成无己(约1063—1156年)在《注解伤寒论》卷一记载了辨脉法第一:“脉有阴阳者，何谓也？凡脉大、浮、数、动、滑，此名阳也；脉沉、涩、弱、弦、微，此名阴也。”故仲景六经辨证，通篇贯穿辨脉、平脉辨证。病脉证治，为中医临床开创了辨证论治学说之先河。

金元医家对脉学的贡献也很大，如元代医家滑寿(字伯仁，晚号樱宁生)的《诊家枢要》，戴起宗(字同父)的《脉诀刊误》等书，以及散见在各家医著中的脉学内容。

明代李时珍著《濒湖脉学》《奇经八脉考》《脉诀考证》，

三书均为脉学著作。

《濒湖脉学》撰于公元1564年（明嘉靖四十三年）。濒湖，李氏之号。本书是李氏研究脉学心得之作。书中根据各家脉论的精华，列举了二十七种脉象，每脉先以简明文字适当比喻来说明脉象，名之为“体状诗”；再叙同类异脉的鉴别，名之为“相类诗”；后介绍相应病证，名之为“主病诗”。都编成歌诀，以便习诵。书的后部分是李时珍的父亲李言闻根据宋代崔嘉彦所撰《脉诀》加以删补而成，比较全面地叙述了脉学的多种问题。本书论脉简要，易学易用，故流传颇广。

清代李延昰汇集古今有关脉学论著，结合其叔父李中梓所传脉学予以辨驳订正，撰脉学奇书《脉诀汇辨》。此时期的脉学著作，代表作有张景岳的《类经》及《景岳全书》，吴昆的《脉经》，张世贤的《图注八十一难经》，王贤的《脉贯》，郭治的《脉如》，等等。

二、切脉

（一）切脉原理

脉，指脉道，即气血运行的道路。心气推动营血于脉道中运行，成为脉动。一是心与脉相连，而脉为血之府，它们在组织上相互贯通，共同组成“心主血脉”的活动整体；二是心气鼓动，脉道约束，以及营血的质和量，在功能上是相互为用的。这种组织与功能上相互为用关系所体现的“心动应脉”“脉动应指”的形象，就是脉象。

脉象的形成，不仅与心、血、脉三者有关，同时与整体脏腑功能活动的关系也非常密切。气的来源与肺有关，血的生化源于水谷之气；血的运行主于心，统于脾，藏于肝，且依赖肺气的调节，而后流布经脉，灌溉脏腑，布于全身。血为阴精，而肾主藏精。中焦之营气，化赤为血都必须借命门真火的温养，而后才能生化以充养血脉。

此外，血为神、气的物质基础，且血与精、气、津、液同属于水谷精微所化。

那么，切脉为什么可以了解脏腑气血的盛衰和整体的病变呢？这是因为心主血脉，心为气血运行的动力，它推动着气血沿脉道环流全身，内至脏腑经络，外达四肢百骸。所以，凡脏腑、经络有病，气血盛衰，皆可影响到心、血、脉，其病变可以从脉象上反映出来。

（二）切脉部位

切脉的部位，《难经》有“独取寸口”法，《素问·三部九候论》有“三部九候”法，张仲景《伤寒杂病论》有“三部相参”法。其中以“独取寸口”法，最为适用，且沿用至今。

1. 独取寸口法

寸口又名气口，或叫脉口。这种切脉法，是《难经》在《内经》诊寸口脉的基础上提出来的。《难经·一难》说：“十二经皆有动脉，独取寸口以决五脏六腑死生吉凶之法，何谓也？然，寸口者，脉之大会，手太阴之动脉也。”《素问·五脏别论》说：“是以五脏六腑之气味，皆出于胃，变见于气口。”以上说明肺与脾胃之气相通，而脾胃为后天之本，是脏腑、经络、气血生化之源，故脏腑气血的盛衰都可反映于寸口。

所以独取寸口，可以诊察全身的病变。

两手腕部腕横纹下方，桡骨茎突内侧，桡动脉搏动明显之处即为寸口，包括寸、关、尺三部。切脉时以关前一指为寸部，关后一指为尺部。每手三部，两手共为六部，又称六脉。

《难经》把寸口三部分浮、中、沉，合称三部九候。《十八难》说："三部者，寸、关、尺也。九候者，浮、中、沉也。"寸关尺三部每部都有浮、中、沉，共成九候。这和《素问·三部九候论》的三部九候名同实异。

六部脉分属一定的脏腑，故可以诊察相应脏腑的病变。六部脉与脏腑的配属关系，历代论说颇多，但其基本精神仍是一致的。现在临床常用的划分法则是：右寸候肺，右关候脾胃，右尺候肾（命门）；左寸候心，左关候肝胆，左尺候肾（膀晓）。见下表：

表4–1　寸口脉诊三部分候脏腑表

左右	寸	关	尺
左手	心（心包）	肝（胆）	肾（膀胱）、小肠
右手	肺、胸中	脾（胃）	肾（命门）、大肠

2. 三部九候法

《素问·三部九候论》对头、手、足三部动脉的普遍切诊，每部又分天（上）、人（中）、地（下）三候，称为三部九候法，亦称"遍诊法"。

3. 三部相参法

该法是在《灵枢·禁服第四十八》"寸口主中、人迎主外"的基础上提出来的。三部，即人迎（颈侧动脉），以候胃气；

寸口（桡骨动脉），以候十二经；趺阳（足背动脉），以候胃气；或加足少阴（太溪穴），以候肾气。临床寸口无脉时，则诊人迎、趺阳动脉的有无，用以判断胃气是否已绝。

（三）切脉方法及要点

1. 平臂布指

病人坐位或仰卧位，伸出手臂，放平，掌心向上，与心脏同高，很自然地置于脉枕的上面。医生覆手取脉，以左手诊右脉，右手诊左脉，依次进行。

2. 调息切脉

一呼一吸，名为一息。医生调鼻之气息，使呼吸均匀平静，把注意力集中于三指下，用一呼一吸的时间，默数病人的脉跳至数，一息 4 ~ 5 至为正常，3 至为迟，6 至为数。

3. 指力轻重

用轻重不同的指力，探测脉象，甚为重要。《诊家枢要》说："持脉之要有三：曰举、按、寻。轻手循之曰举，重手取之曰按，不轻不重委曲求之曰寻。"三指同时切脉称为"总按法"，单用一指切寸、关、尺各部的脉象称为"单按法"。

4. 候五十动

每次切脉的时间，应遵循不能少于 50 次脉动的脉诊原则，或每手不少于 1 分钟，两手以 3 分钟左右为宜。

5. 动静结合

静是指医生必须屏息敛神，置三指于寸、关、尺三部，分轻、中、重三种不等的指力来切察脉搏的频率，如迟、数、滑、涩、洪、微等；动是指医生三指按寸、关、尺三部，分轻、中、重三种不等的指力，往来揉动病人的脉管以观察其体态和张力，如长、短、弦、紧、芤等。

三、正常脉象

正常的人体生理脉象，称常脉，也叫平脉。切脉，首先要熟练地掌握常脉，以常衡变，然后才可辨别千姿百态的病脉。

1. 常脉特点

正常人体脉搏之所以能够搏动不休，并表现出一定的形象，主要是由于“脉气”的存在。脉气可以理解为脏腑之气作用于经脉的一种机能。

正常人体的生理脉象：三部有脉，缓而和匀，不浮不沉，不大不小，不疾不徐，不长不短，应指中和，意思欣欣，悠悠扬扬，难以名状。

（1）脉有胃气，也就是不浮不沉，不疾不徐，从容和缓，节律一致，便为有胃气的征象。

（2）脉贵有神。所谓脉之有神，就是指脉象有力中带莹泽润滑。如微弱之脉，微弱之中不至于完全无力而现莹泽润滑的为有神；弦紧的脉，弦紧之中带有柔软润滑的为有神。古医家有“轻清稳厚肌肉里，不离中部象自然”。总之，脉有胃气、有神，都是脉具冲和有力，清轻稳厚于肌肉之间。有胃即有神，所以在临床上胃气与神的诊法，难以截然分开。

（3）脉贵有根。根，指“脉气”形成脉象的根本。根本是什么呢？实即“肾间动气”。那么，又怎样体现出脉的有根和无根呢？诊察的方法有两种：一种是以尺中和踝中为根。

《脉诀·脉赋》:“困重沉沉，声音劣劣。寸关虽无，尺犹不绝。往来息均，踝中不歇。如此之流，何忧陨灭？”这是因为尺以候肾、尺脉不绝，表明肾间动气犹存，为有根的征候。

2. 正常脉象的变异

由于气候环境的影响，或人们年龄、性别以及精神状态等因素不同，脉象也可以随之发生某些生理性的暂时变化。这些脉象的变化，不是病脉，而是脉象的正常变异。

此外，有的人脉不见于寸口部位，而见于关后的，叫“反关脉”；脉从尺部斜向虎心腕侧的，叫“斜飞脉”。这都是个别桡动脉位置异常所致，不作病脉论。

脉与四时相关因素：一年四季的气候变化，对人体有一定的影响。如春季阳气渐次上升，脉象相应地张力较强而见弦；夏季气候炎热，脉象相应地来去充沛而见洪；秋季阳气逐渐衰退，脉象相应地轻虚浮软而见毛；冬季气候严寒，脉象相应地沉潜有力而见石。在一年四季里，不论见到春弦、夏洪、秋毛、冬石脉象，只要都带有一种从容和缓的脉气，就表明是正常的脉象。

四、病理性脉象

人体脉气在病理因素的影响下，反映出不同的脉象，称为病理脉象，简称“病脉”。如《内经》分脉 21 种,《伤寒论》分为 23 种,《脉经》分 24 种,《外科精义》分 26 种,《濒湖脉学》《三指禅》又各分为 27 种,《脉法金针》《四诊诀微》各分为 29 种,《景岳全书》分为 16 种,《诊宗三昧》分为 32 种等。目前常用的是二十七脉加疾脉，即二十八脉。另有十怪脉。

1. 二十八脉

二十八脉的辨别，可以从脉象所在的部位、次数、形状和脉的气势等方面来体认。

（1）浮脉

脉象：轻取即得，重按稍弱，如水上漂木。

主病：表证，有力为表实，无力为表虚。

脉理：主病在表，邪袭肌腠，应指而浮。浮而有力，是为表实；浮而无力，是为表虚。

（2）沉脉

脉象：轻取不应，重按始得，如石沉水底。

主病：里证，有力为实，无力为虚。

脉理：沉为阳气被邪所困，以致营气不能鼓动脉搏脉气外现而致。

（3）迟脉

脉象：一息三至，脉来去极慢。

主病：寒证，有力为寒实疼痛，无力为阳损虚寒。

脉理：寒邪凝滞，阳失健运，故脉迟。

（4）数脉

脉象：一息六至，脉流薄疾。

主病：热证，有力为实热，无力为虚热。

脉理：数为阳热亢盛，阴液亏损病变。

（5）虚脉

脉象：按之大而松软无力。

主病：虚证，如暑伤元气，心虚血少等。

脉理：气血不足则脉虚。

（6）实脉

脉象：轻取重按，脉大且长，坚劲有力。

主病：实证，热蕴三焦。

脉理：正邪相搏，脉道坚满。

（7）滑脉

脉象：往来流利，应指圆滑，如珠走盘。

主病：痰湿、实热、胎妊。

脉理：滑为阳气有余的征象。

（8）涩脉

脉象：往来艰涩，参伍不调，如轻刀刮竹。

主病：血少、伤精、反胃、亡阳、血痹。

脉理：血少精伤，不能濡润经脉。

（9）长脉

脉象：不大不小，超过寸、尺两部。

主病：有余之证，如阳毒、癫痫、阳明热炽。

脉理：脉长迢迢和缓。

（10）短脉

脉象：不及本部，应指而回，不能满部。

主病：气血虚损及阳衰。

脉理：阳虚头痛，寸脉多短，阳虚腹痛，尺脉多短。

（11）洪脉

脉象：指下极大，来盛去衰，势如波涛汹涌。

主病：阳热亢盛。

脉理：洪为夏令应时的脉象。阳热旺盛，脉道充盈，汹涌有余，便为洪象。

（12）微脉

脉象：极细而软，按之欲绝，若有若无，似绝非绝。

主病：气血俱虚。

脉理：一般气血微弱的，脉象亦应之而微。

（13）紧脉

脉象：脉来绷急，往来有力弹击于指，状如牵绳转索。

主病：寒、痛、宿食。

脉理：紧为阴多阳少，是阴邪搏结之象。

（14）缓脉

脉象：舒缓均匀，一息四至，脉来缓怠。

主病：湿病

脉理：脉来舒缓从容，一息四至。

（15）弦脉

脉象：端直而长，如张弓弦，从中直过，挺然指下。

主病：肝病、胸胁胀痛、疟疾等。

脉理：肝胃不和，脾胃受伤。肝气横逆，胸胁胀满疼痛。

（16）芤脉

脉象：浮大而软，按之中空，状如慈葱。

主病：失血，伤阴。

脉理：芤脉主要是因阴虚于内，阳气无所附而散见于外所成。一般寸脉见芤，为失血后血不荣心的怔忡。

（17）革脉

脉象：浮而搏指，中空外坚，如按鼓皮。

主病：亡血、失精、半产、崩漏。

脉理：革脉是外强中空之候。

（18）牢脉

脉象：似沉似伏，实大弦长。

主病：沉寒痼冷，疝、癫、瘕。

脉理：凡心腹寒邪冷结、疼痛、肝木乘脾等病，都可出现牢脉。

（19）濡脉

脉象：极软而浮细，轻手相得，按之无有，如绵在水中，如水上浮沤。

主病：虚证及湿邪为病。

脉理：濡为气血不足，故主虚证。

（20）弱脉

脉象：极软而沉细，按之乃得，举之无有。

主病：气血不足，及阴精阳气亏虚。

脉理：弱为气血不足，阴虚阳亏而成。

（21）散脉

脉象：涣散不收，如杨花散漫之象。

主病：元气涣散。

脉理：气血耗散、脏腑之气将绝所致。

（22）细脉

脉象：细直而软，应指形如蛛丝，沉取仍然不绝。

主病：诸虚劳损，湿气下注。

脉理：细为气血两虚所致，营血亏虚不能充盈脉道，气不足则无力鼓动血液运行，故脉体细小而无力。

（23）伏脉

脉象：脉位深伏，贴近筋骨，重按方可触到脉搏。

主病：邪闭、厥证、冷痛。

脉理：细为气血两虚所致，营血亏虚不能充盈脉道，气不足则无力鼓动血液运行，故脉体细小而无力。

（24）动脉

脉象：脉形如豆，厥厥动摇，滑数有力。

主病：痛与惊，泄痢、挛病。

脉理：动为阴阳两气相互搏击所成。

（25）促脉

脉象：脉来急数而时一止，止无定数。

主病：阳热炽盛，阴液消亡，喘咳狂斑等。

脉理：促为数而止。

（26）结脉

脉象：脉来缓慢而时一止，止无定数。

主病：阴寒偏盛，气血凝滞。

脉理：结为缓而止，是为寒邪凝结经脉，正气亏虚所致。

（27）代脉

脉象：动而中止，不能自还，良久变动，止有定数。

主病：脏气衰微、元阳不足、心律失常等。

脉理：脏气衰微，气血亏损，以致脉气不能衔接而歇止，不能自还，良久复动。

（28）疾脉

脉象：脉来疾急，一息七至八至。

主病：阳极阴竭，元气将脱。

脉理：疾脉多由于真阴衰竭于下，孤阳亢极于上，虚阳浮越所致。

2. 十怪脉

脉来全无胃、神、根体现者称为怪脉，乃脏腑真元即将败坏所致，故又名“败脉”“绝脉”。十怪脉首见于元代危亦林的《世医得效方》。

（1）雀啄。脉见于筋肉之间，连连急数，三五不调，止而复作，如雀啄食状，为肝气将绝的征兆。

（2）屋漏。如屋上残漏下滴，良久一滴，溅地无力，为胃气、营卫俱绝。

（3）弹石。脉在筋肉之下，劈劈急硬，如指弹石，为肾绝。

（4）解索。脉在筋肉之上，指下散乱，乍数乍疏，如解索之状，为脾气绝。

（5）鱼翔。脉在皮肤，头定而尾摇，浮浮泛泛，似有似无，如鱼翔状态，为心绝。

（6）虾游。脉在皮肤，浮于指下，来则隐隐其形，去则突然一跃，进退难寻，如虾之游，为大肠气绝。

（7）釜沸。脉在皮肤，浮数之极，有出无入，无复止数，如锅中水沸，而无根脚，为肺绝。

（8）偃刀。如抚刀刃，浮之小急，按之坚大而急，是肝绝之脉。

（9）转豆。脉来累累，如循薏苡仁仁之状，是心绝之脉。

（10）麻促。脉来如麻子纷乱，微细至甚，为卫枯营血独涩的危候。

3. 诊妊娠脉

已婚妇女，正值生育年龄，而见尺数、关滑、寸盛的，且兼有饮食异于平常，有嗜酸等特征的，可为受妊的征候。《素问·腹中论》说：“身有病而无邪脉。”《素问·平人气象论》说：“妇人手少阴脉动甚者，妊子也。”《素问·阴阳别论》又说：“阴搏阳别，谓之有子。”

以上是说身体虽有不适反映，而六部脉候正常，便是有孕之征。“手少阴脉动甚”，是说月经初停，左寸脉来滑动，这是血聚萌胎的征象。因心主血脉，所以动脉见于左寸。“阴搏阳别”，是说尺脉属阴，为肾所主，因胞系于肾，胎气鼓动，故两尺脉象滑数搏指，异于寸部阳脉的，便是有孕之征。

五、简易诊脉歌诀

1. 审脉

脉学玄秘奥，指下贵精专。
先诊平人脉，再探病脉寻。
阴阳表里证，寒热虚实分。
研医熟医理，临证多求因。
病脉证多变，病机在心中。

2. 诊脉

病人双腕仰，高骨定为关。
关前寸为阳，关后尺属阴。
左寸心与包，左关肝胆明。
左尺膀胱肾，小肠尺中寻。
右寸胸中肺，右关脾胃清。

右尺肾命门，大肠尺相襟。
食中无名指，寸关尺定间。

3. 脉诀

表里寒热，浮沉迟数，浮脉主表。
沉脉主里，迟脉为寒，数脉为热。
平脉四至，应指和缓，从容欣欣，
是为常脉。春弦夏洪，秋毛冬石，
以应四时。浮为心肺，沉为肾肝。
脾胃关中，浮沉之间。浮迟风虚，
浮数风热，浮紧风寒，浮缓风湿。
沉迟虚寒，沉数热伏，沉紧冷痛。
沉实热极，沉弱阴虚，沉细痹湿。
沉弦饮痛，沉滑宿食。迟脉主脏，
有力为痛。无力虚寒。数脉主腑，
有力为热。革脉亡血，中空外坚。
沉牢痼冷，似沉似伏。长脉有余，
短脉不及。洪大壮热，热入阳明。
洪大中空，热伤气津。弦脉弓弦，
多主肝胆。阳弦头痛，阴弦腹痛。
紧脉主寒，又主诸痛。滑脉主痰，
或伤于食。如珠滚盘，宿食痰湿。
濡脉模糊，柔细浮软。如绵水中，
非湿即虚。芤脉中空，状如慈葱。
气涩血芤，遗精白浊。火盛阴虚，
微涩而弱。脉有三部，曰寸关尺。

三部九候，曰浮中沉。切脉三指，
曰举按寻。脉胃神根，莹泽滑润。
寸关有神，胃气可存。尺脉有根，
谓之能生。切脉调息，一息五次。
三至为迟，六次为数。参伍不调，
缓来一止，复来曰结。数时一止，
复来曰促。脉有结代，气血皆亏。
脉有艰涩，血脉不利，瘀血凝滞。
动脉惊痛。三部有脉，和缓平匀。
常脉欣欣，悠悠扬扬，难以名状。
疾脉急疾，尺不至关，阴气恐绝，
寸不至关，阳气将竭。散脉无根，
神机化灭。

第四节　辨析述要

诊病之法，无过于望、闻、问、切，即所谓“四诊”。《医宗金鉴·四诊心法要诀》说：“望以目察，闻以耳占，问以言审，切以指参。”故望、闻、问、切各有其应用范围和独特的作用，必须强调“四诊合参”。

一、望诊

望诊是医生运用视觉对病人的神、色、形、态、舌象、分泌物、排泄物等异常变化，以及与疾病有关的症情进行观察，借以了解脏腑的病理变化，包括神、色、形体及姿态等。

1. 望神

主要有得神、失神、假神和神乱四方面。

（1）得神，即有神。主要表现为两目灵活、明亮有神，神志清楚，呼吸平稳，言语清晰，动作自如，反应灵敏，面色荣润，肌肉不削，称为“得神”。

（2）失神，指疾病发展过程中，病者出现目光晦暗，瞳仁呆滞，精神萎靡，反应迟钝，呼吸气微或短促，面无光泽，肌肉瘦削，动作艰难等，称为“失神”。

（3）假神，是指病情垂危时出现的精神暂时好转的虚假表现，多见于久病、重病等精神极度衰竭的病人。

（4）神乱，即精神错乱，神志异常。临床表现为焦虑恐惧、狂躁不安、淡漠痴呆、猝然昏倒，多见于癫、狂、痴、痫、脏躁等病人。

2. 望色

我国正常人的面色是红黄隐隐，荣润光泽，此为气血壮盛、精气内含、容光焕发的外在表现，但是由于体质及地域、气候等环境不同，其面色亦有偏白、稍红、偏黄或略黑的变化。这种与生俱来的皮肤颜色，古人称其为“主色”，如《医宗金鉴·四诊心法要诀》说：“五脏之色，随五形之人而见，百岁不变，故为主色。”由于肤色、人种的不同，依据主色、润泽、神态、体质综合分析判断，扩大了中医望色的范围，有待进一步探讨。

面部望色分色与泽两方面，面部不同的颜色，可以反映疾病的不同性质和不同脏腑的疾病。《灵枢·五色》说：“青黑为痛，黄赤为热，白为寒。”

凡人五官，应于五脏，目为肝窍，鼻为肺窍，耳为肾窍，口为脾窍，心开窍于舌，又心寄窍于耳。通过五官，推其病变相应的脏腑。

五色善恶，是指根据皮肤颜色有无光泽而区分为“善色”和“恶色”两种。人们常说的“气色”，有“少气之色”和“无气之色”之分。五色善恶，非指人性“善、恶”，不要混为一谈。清代林之翰《四诊抉微》说：“气由脏发，色随气华。”此“气”，即指胃气而言，说明“色”与“气”的关系极为密切，要求在望面色时，应于色中望气、气中望色，而更重要的是色中望气。有气之色有光泽，无气之色欠光泽；少气之色为病色，无气之色为病甚。

五色主病：

内经《灵枢·五色》又指出："以五色命脏，青为肝，赤为心，白为肺，黄为脾，黑为肾。"即是说青、黄、赤、白、黑五色，又反映不同脏腑的疾病，概况如下。

（1）白色。主虚寒证、失血证。

色白为气血不营，肺、脾气血不足，运行无力，或耗气失血，气血不荣于面，面色㿠白而虚浮，多为阳气不足。面色淡白无华而消瘦，则为营血亏虚或失血过多。若急性病突然面色苍白（即白中兼青，所谓"缺血缺氧"），则常为阳气暴脱。若面色苍白而兼剧烈腹痛，或发于虚寒战栗之时，则多为阴寒凝滞，经脉蜷缩拘急，不能排除现代医学"急腹症"或内脏破裂出血等急症。

（2）黄色。主虚证、湿证。

色黄为脾虚湿蕴的征象，故脾失健运、生化无源而气血不充，或水湿不化，则颜面常呈黄色。

若面色淡黄，枯槁无泽，称为萎黄。若面色黄而虚浮，称为黄胖，则多由脾气虚衰、湿邪内阻所致。

若面、目一身俱黄，则称黄疸。其色鲜明如橘皮色，为"阳黄"。若面目发黄，晦暗如烟熏色，则为"阴黄"。

（3）赤色。主热证。

色赤，是因热盛而面部脉络血液充盈的表现，故面色红赤多见于热证。

若满面通红、灼肤，属实热证，多属外感发热，或脏腑阳亢、里热炽盛、血行加速、气血充盈于面色所致。

若面部两颧潮红，属虚热证，多由阴虚阳亢，虚火上炎所致。

若久病、重病面色苍白，且时而两颧泛红如妆，则称为戴阳证，为阴不敛阳、虚阳上越所致。

（4）青色。主寒实证、痛证、瘀血证及惊风证。

色青为寒凝气滞、脉络瘀阻的表现。

若面色苍白而带青，则多由阴寒内盛或心腹疼痛，脉络拘急，气血凝滞所致。

若面色青灰、口唇青紫，则多由心阳心气虚衰，气虚血瘀所致。

若小儿高烧，面见青紫，以鼻柱、眉间、口唇、四周发青最易察见，则多是惊风之先兆。

（5）黑色。主肾虚、水饮证、血瘀证。

色黑是肾阳虚衰，气血凝滞及阴寒水盛的表现。

若面黑晦暗，则多系肾阳虚亏、命门火衰。

若面黑而焦干，则系肾精久耗，精气不能上荣于面所致。

若眼眶周围呈见黑色，则多系脾肾阳虚，水湿内停之水饮病证。

3. 望形体、姿态

形体发育良好，肌肉壮实，活动自如，是体质强壮、正气充实的表现。中医学认为：头、背、腰、膝、骨五者与内在脏腑关系亦非常密切，故观察头背腰膝骨等形体组织功能的异常，亦可以判断内在脏腑的病变及其预后。如《素问·脉要精微论》说："夫五府者，身之强也。头者，精明之府，头倾视深，精神将夺矣。背者，胸中之府，背曲肩随，府将坏矣。腰者，肾之附，转摇不能，肾将惫矣。膝者，筋之府，屈伸不能，行则偻附，筋将惫矣。骨者，髓之府，不能久立，行则振掉，骨将惫矣。”

望姿态：主要是观察病人的动静姿态及其与疾病有关的体位变化，喜动者属阳证，善静者属阴证。若坐而仰首、喘粗痰多者，多是痰涎壅盛的肺实证；若心悸、浮肿，坐而不得卧，卧则气逆，多是心阳不足，水气凌心；若咳逆倚息不得平卧，每发于秋冬季节者，多是内有伏饮，为痰饮之邪潜伏胸膈。

若见半身不遂，口眼歪斜、语言謇涩者，多见于肝风夹痰之中风症。若手足拘挛，肢体屈伸疼痛而困难，关节肿胀强直或畸形，则多属风湿痹证，可见于风湿、类风湿性关节炎等病症。

当今，随着医学科学的突飞猛进，DR 数字化各种摄片、CT 扫描、MRI（磁共振），以及各种内窥镜、B 超、造影技术，为望诊提供了依据，并且丰富了望诊内容，拓宽了中医科学现代化的道路。

二、闻诊

诊病可闻而知者较少，但不可以不加辨析，所以闻诊主要是听取病人所发出的声音之异常变化和嗅病人所发出的气味之异常变化，以诊察疾病。临床听取病人的语言、呼吸、咳嗽、呕吐、呃逆、嗳气等声音的异常变化，凡发音重浊、响亮、气粗有力者，多属实热证；而发音轻微、低弱、气短无力者，则多属虚寒证。

病人的体味、口鼻气味、分泌物及排泄物等发出的气味异常，亦与疾病的性质有关。

三、问诊

问诊方法，素为历代医家所重视。如《素问·征四失论》说："诊病不问其始，忧患饮食之失节，起居之过度，或伤于毒，不先言此，卒持寸口，何病能中。"医生临诊，首先应询问疾病的开始和导致疾病发生的原因及目前的主要症状，故明代张景岳亦认为问诊是"诊病之要领，临证之首务"（《景岳全书》）。

清代李冠仙《知医必辨·论诊病须知四诊》：第三曰问，尤不可不细。问其寒热与否；问其有汗与否；问其头疼、身痛与否；问其大解闭否；问其大便之或燥或稀或溏，并问解出之热否臭否；问其小溲之利否、多否少否；问其溲色之或白或黄或赤，并问溲出之热否臭否、清否浊否；问其夜尚能寐否；问其饮下之甘否，饥否吐否；问其胸胃之闷否；问其腹之痛否。痛而拒按属实，轻则消导，重则攻下，虽痛喜按属虚，或宜温通，甚宜温补。问其口中干渴否；渴欲饮否；饮欲热否；饮欲冷否；邪热作渴，必然欲饮。阴虚内热，渴不欲饮。问其有汗与否；汗出退热否；邪从汗解，得汗热退，或退不净，再汗即净。阴虚发热，虽汗不解，屡发其汗，而热转甚。此非问不得而知也。而更有不得不问者，问其人向有旧疾否；或向有肝气，或向有血症。发散之药性属辛温，太过则肝气因之而发，消导之药性多香燥，太过则吐红便血之恙因之而发；外感未去，内伤加增，医者何以处此？况病情甚多，凡有旧疾、必先细细问明，用药兼顾，早为监制。问而知之谓之工，不诚然乎！

四、脉诊

脉诊，又称切脉、候脉、按脉、持脉，是通过切摸寸口脉象以了解病情的诊断方法。古代脉诊范围较大，涉及三部九候，现多已不用，保留寸口脉诊法。

人体的经脉是气血运行的道路，心主血脉，心气能够推动气血沿脉道环流周身，内至五脏六腑，外达四肢百骸。各脏腑组织器官皆受气血滋养，而脏腑的功能活动又影响着气血的滋生和运行，所以凡属脏腑有病、气血盛衰，皆可影响心、血、脉三者，使之产生相应的变化并从脉象上反映出来，故切脉可以诊察人体脏腑气血的盛衰和整体的病变。

清代医家李冠仙《知医必辩·论诊病须知四诊》："若夫第四曰切，尤四诊中之最要者。学人须将二十七脉细细推敲，《濒湖脉诀》熟熟记诵，诸名家论症必论脉，多多考验。临症时心平气静，先以中指按定关脉，掌后高骨谓关也，乃齐下前、后二指，是为三部脉，前指按关前寸部也，后指按关后尺部也。先浮按，次中按，次重按，每部各浮、中、沉三诊，合为九候。毋庸以二十七脉来寻病脉，而病患自然现出何脉。大抵浮、沉、迟、数，其象易明；洪、微、弦、滑，亦尚可晓；其余脉象，初学不易推求，然久熟贯串，自能领会。虽仲景先师，谓心中了了，指下难明，正要人细心领会耳！不然脉之不知，何能诊病耶？至于何脉主何病，有独见者，有兼见者，有三四见者。如伤寒脉必浮而兼紧，伤风脉必浮而兼缓，风寒化热脉必浮而兼数，由热生痰脉必数而兼滑。凡病可从此类难。至于独大、独小、独数、独弦，更可以寻病之所在。或脉本六阳，阴必先亏；或脉本六阴，阳先不足。用药另有斟酌。病虽变幻无穷，总不外乎五脏六腑，三部九候果能无差，自能按经施治。予论虽言大略，而学人从此入门，加以工夫考校，何患医道之不明哉？”（《论诊病须知四诊》）

第五章　医理思求

第一节　张仲景桂枝汤及其类方

世人以为,《伤寒论》专论伤寒，而《金匮要略》则专论杂病。从实践得知，伤寒从单纯发病者少，而与杂病相兼者多。诚如柯韵伯所说:“伤寒之中最多杂病，虚实互呈，故将伤寒、杂病合而参之，此扼要法也。”

《伤寒论》载方 113 首，用药 91 味。组方严谨，药味精减，如桂枝汤及其类方在《伤寒论》书中占很重要的比例。有人统计《伤寒论》113 方，其中有桂枝的计 41 方，以桂枝汤进行加减的则不下 29 方。所以临床中，桂枝汤的应用机会为多，千余年来，备受世医推崇。南宋名医许叔微曾说:“仲景一百一十三方，桂枝独冠其首。”清伤寒学家柯琴称桂枝汤“为仲景群方之魁，乃滋阴和阳、调和营卫、解肌发汗之总方也”。故后世医家称张仲景为“医宗之圣”，其组方为“医方之祖”。

现参照王旭高《医书六种・桂枝汤类》略述如下。

1. 桂枝汤

治中风伤寒，太阳病头痛、发热、恶风恶寒、鼻鸣干呕、脉浮缓、汗自出、杂病自汗、盗汗、虚疟虚痢，皆可治之。

处方：桂枝、芍药各三两，甘草二两炙，生姜三两，大枣十二枚（擘）。若脉浮紧的无汗者，不可用；酒客家、亡血家亦忌之。

释义：桂枝本为解肌，明非发汗也。桂枝、甘草辛甘化阳，助太阳融会肌气。芍药、甘草酸甘化阴，启少阴奠安营血。姜通神明，佐桂枝行阳。枣泄营气，佐芍药行阴。一表一里，一阴一阳，故谓之和……行卫解腠理郁热，故曰解肌。邪来入营，而用白芍者，和阳解肌，恐动营发汗，病反不除。观此足以贯通全部方法，变化生心，非仲圣其孰能之？（《绛雪园古方选注》）

桂枝汤不仅用于外感表虚之证，还可用于内伤营卫失和、阴阳失调的许多疾病，诸如感冒、低热、自汗证、更年期综合征、泄泻、痢疾、妊娠恶阻、痹证、失眠、痛证。其他还有桂枝汤加减治疗多形红斑、湿疹、荨麻疹，加葶苈、蝉蜕治疗过敏性鼻炎等。

关于桂枝汤禁忌：《伤寒论・十六》：桂枝本为解肌，若其人脉浮紧，发热汗不出者，不可与之也。常须识此，勿令误也。

2. 桂枝加桂汤

主治烧针令其汗，针处被寒，核起而赤者，必发奔豚。气从少腹上冲心者，灸其核上各一壮，与此汤。

处方：桂枝汤原方桂加二两。

桂枝五两（去皮），芍药三两，生姜三两（切），甘草二两（炙）。

释义：奔豚病，少阴肾邪上逆也。用太阳经药治少阴病者，水邪上逆，实由烧针外召寒入，故仍从表治。惟加桂二两，不特御害，且制肾气。王旭高：“凡奔豚病，此方可加减用之。”

【原文】：烧针令其汗，针处被寒，核起而赤者，必发奔豚。气从少腹上冲心者，灸其核上各一壮，与桂枝加桂汤，更加桂二两也。

对于“更加桂”的问题，历来有争议，是加桂枝还是加肉桂，看法不同。方有执认为应加肉桂，徐灵胎认为应加桂枝。章虚谷认为若用于治疗肾邪上冲，宜加肉桂，用于解太阳之邪，宜加桂枝。章虚谷说较为符合实际。

3. 桂枝加芍药汤

治太阳病下之后，因而腹满时痛者，属太阴也。

处方：桂枝汤原方加芍药三两。

释义：桂枝芍药汤，乃和里缓急，益阴温阳之法。王氏：桂枝加芍药，小试建中之剂。

4. 桂枝加大黄汤

治太阳病下之后，腹中大实痛者。

处方：桂枝加芍药汤内，更加大黄二两。

释义：痛在太阴腹中，阴道虚也，主以桂枝芍药汤。痛在阳明实痛，阳道实也，主以桂枝加大黄汤。此表里双解法也。

5. 桂枝加附子汤

治太阳病发汗太过，遂漏不止，其人恶风，小便难，四肢拘急，难以屈伸者；并治寒疝腹痛，手足冷，身疼不仁。

处方：桂枝汤原方加附子一枚（炮）。

释义：此玄府不闭，故加附子。若大汗出而后大烦渴，是阳陷于里，急当滋阴，故用白虎加人参汤。此漏不止而小便难，四肢不利，是阳亡于外，急当扶阳，故用桂枝加附子。仲景辨证之确、用药之精如此。

6. 桂枝加黄芪汤

治黄汗发热，两胫自冷，身体疼重，汗出而渴，从腰以上有汗，腰下无汗，汗沾衣色正黄如柏汁，腰髋弛痛，如有物皮中状，剧者不能食，身重而烦躁，小便不利，宜此主之；并治诸病黄家脉浮者。

处方：桂枝汤原方加黄芪三两。

释义：此方治湿郁皮中，阳气内郁，而又表气不固，故用黄芪固表气，桂枝汤宣阳气和营卫，令黄从汗解也。曾用此方治疗黄肿病。

7. 黄芪桂枝五物汤

治血痹阴阳俱微，寸口关上微，尺中小紧，外证身体不仁，如风痹状。

处方：桂枝汤去甘草，加黄芪三两，生姜加三两。

释：旭高按："此方以桂枝汤加重生姜，佐桂枝领黄芪行阳通痹，既以祛风，且以固表，庶几血中之风出，而血中之阳气不与之俱去。不用甘草者，欲诸药周卫于身，不欲留顿于中也。"注意血痹与风痹之鉴别。

8. 桂枝加厚朴杏仁汤

治太阳病下之后，微喘者，表未解故也。

处方：桂枝汤原方加厚朴二两（炙去皮），杏仁五十枚（去皮尖）。

释义：柯琴《伤寒附翼》说："桂枝本不治喘，此因妄下后，表虽不解，腠理已疏，则不当用麻黄而宜桂枝矣。所以宜桂枝者，以其中有芍药也。既有芍药之敛，若但加杏仁，则喘虽微，恐不能胜任，必加厚朴之辛温，佐桂枝以解肌，佐杏仁以降气。"

9. 桂枝去桂加苓术汤

治太阳病服桂枝汤或下之，仍头项强痛，翕翕发热，无汗，心下满痛，小便不利。

处方：桂枝汤去桂枝，加茯苓、白术各三两。（此方宜入"五苓散类"）。

释义：柯琴说："病不在经，不当发汗。病已入腑，法当利水。故于桂枝汤去桂加苓、术，则姜、芍即为利水散邪之佐，甘枣得效培土制水之功，非复辛甘发散之剂矣。"

10. 桂枝加芍药生姜人参新加汤

治伤寒发汗后身疼痛、脉沉迟者。

处方：桂枝汤原方芍药、生姜各增一两，加人参三两。

释义：曰"新加"者，申明表邪未解，无补中法，今因脉沉迟而始加，故曰"新加"。更妙在姜、芍各加一两，不使人参有实邪之患，仍是和营卫之法。仲景方一丝不乱如此。

11. 桂枝加葛根汤

治太阳病项背强几几，汗出恶风者。

处方：桂枝汤原方加葛根四两（先煮）。

释义：用桂枝汤以解太阳肌中之邪，加葛根宣通经脉之气，而治太阳经脉之邪。

12. 桂枝去芍药汤

治太阳病下之后，脉促胸满者。

处方：桂枝汤原方去芍药。

释义：脉促胸满乃寒邪内结，将作结胸。桂枝汤去芍药之寒酸，则阳气流行而邪不自结。

13. 桂枝去芍药加附子汤

治太阳病下之后，脉促胸满而微恶寒者。

处方：桂枝汤去芍药，加附子一枚（炮）。

释义：阴气凝聚，恐姜、桂之力薄不能散邪，加附子辛热，仲景于桂枝汤一减一加。皆成温剂，而更有浅深之殊。

14. 栝蒌桂枝汤

治太阳病身体强几几然，脉反沉迟，此为痉也，宜此主之。

处方：桂枝汤原方加栝蒌根二两。

释义：太阳之脉本浮，今脉沉迟，故曰“反”。沉迟非内寒，乃营卫之行不利，津液少而经脉滞，故将欲作痉也。方中桂枝汤和营以祛风，栝蒌根濡津液而治痉。

15. 桂枝甘草汤

治发汗过多，其人叉手自冒心，心下悸，欲得按者。

处方：桂枝四两去皮，甘草二两炙，水三升，煮取一升，顿服。

释义：桂枝合甘草，是辛从甘化，为阳中有阴，发汗过多，则心气虚，阴液不足。故心下悸，此补心之峻剂也。方中桂枝为君，独任甘草为佐，以补心之阳，则汗出多者，不至于亡阳矣。

16. 桂枝人参汤

治太阳病，外证未除而数下之，遂协热下利，利下不止，心下痞硬，表里不解者。

处方：桂枝四两（别切），甘草四两（炙），白术三两，人参三两，干姜三两。

释义：本证所谓“协热下利”是指外有表热，内有下利不止。方以桂枝人参汤即理中汤（一名人参汤）扶中州之虚，以治下利之寒，兼除寒气之痞满。用桂枝汤解表以和营卫，干姜、白术温中以祛寒湿，人参、甘草补中益气。

17. 桂枝去芍药加蜀漆龙骨牡蛎救逆汤

治伤寒脉浮，误以火迫劫之，亡阳惊狂者。

处方：桂枝汤原方去芍药，加蜀漆三两（洗去腥），牡蛎五两（熬），龙骨四两为末，以水一斗二升。先煮蜀漆减二升，纳诸药，煮取三升，去滓，温服一升。

释义：本方由桂枝汤去芍药加蜀漆、龙骨、牡蛎而成。取桂枝甘草汤急复心阳，生姜、大枣调和营卫、补益中焦。蜀漆，即常山之苗。《别录》“疗胸中结气”，《本草纲目》“驱逐痰水”，所以涤痰开窍。龙骨、牡蛎重镇潜敛以安心神，共奏温复心阳、潜镇安神、化痰开结、止狂救逆之功。

18. 桂枝甘草龙骨牡蛎汤

治火逆下之，因烧针烦躁者。

处方：桂枝、甘草各一两，龙骨、牡蛎各二两，水五升，煮取二升半去滓，温取八合，日三服。

释义：本方适用因误治而致阳气浮越之烦躁证，桂枝甘草龙骨牡蛎汤温补心阳，潜镇安神。

19. 桂枝龙骨牡蛎汤

治夫失精家，少腹弦急，阴头寒，目眩发落，脉极虚芤迟，为清谷亡血失精。脉得诸芤动微紧，男子失精，女子梦交。

处方：桂枝汤原方加龙骨、牡蛎各三两，水七升，煮三升，分三服。

释义：此心肾不交、精伤气竭、神不敛藏之证。桂枝汤外感用之能祛邪和营卫，内伤用之能补虚调阴阳，加龙骨、牡蛎收敛浮越之神，固摄亡失之精。

20. 小建中汤

治虚劳里急，悸衄，腹中痛，梦失精，四肢酸疼，手足烦热，咽干口燥等；并治黄疸小便自利，及伤寒阳脉涩、阴脉弦、腹中急痛；又伤寒二三日，心中悸而烦者，并主之。

处方：桂枝汤原方芍药加三两，加胶饴一升，水七升，煮三升，去渣，纳饴，更上微火消解，温服一升，日三服。

释义：小建中汤即桂枝倍增芍药加饴糖而成，加饴糖甘温建中，调养脾胃，饴与芍药相伍，有酸甘化阴之功；与桂枝相合，为辛甘化阳之用。全方以甘酸辛味和合而成，共奏温中健脾之效，故名小建中汤。建中者，建立中气之谓。另主治脾虚发黄、阳涩阴弦、肝木乘土腹痛，以及心脾亏虚、心悸心烦等证。

21. 黄芪建中汤

治虚劳里急诸不足，及伤寒汗后身疼、表虚恶寒、脉迟弱者。

处方：小建中汤原方加黄芪一两半。

释义：本方《金匮要略·血痹虚劳病脉证并治第六》：脾胃两虚，气血不足，形成里虚，脉急腹痛，以及眩悸喘渴，失精亡血，又见倦怠少气，以补脾肺之气，而有益气生津、补气、固表、止汗之功。

22. 桂枝芍药知母汤

治肢节疼痛，身体尪羸，脚肿如脱，头眩短气，温温欲吐。

处方：桂枝四两，芍药三两，甘草、麻黄各二两，附子二枚（炮），防风、知母各四两，白术、生姜各五两，水七升，煮二升，温服七合，分三分服。

释义：《金匮要略·中风历节病脉证并治第五》：主治历节，肢节肿大疼痛，或脚肿麻木如脱；头眩短气，以致耗气，伤阴正虚之候。方中桂枝、麻黄发散风寒之邪，通络散湿，白术健脾去湿，附子温阳散寒，防风散风，生姜、甘草和中止吐。芍药、知母滋阴清热，以御燥药之偏。此方桂枝汤合术附汤，去大枣，加麻黄、防风、知母。

第二节
张元素脏腑主治用药法象

张元素，字洁古，金之易州（河北省易县）人，生卒之年无以确切考证而不详。其所处时代略晚于刘完素。据《医学启源》张吉甫序说：“先生张元素，（字）洁古，易水人也。八岁试童经，二十七经义登科，犯章庙讳出落，于是怠仕进，遂潜心医学，二十余年虽记诵广博书，（然）治人之术，不出人右。其夜梦人柯斧长凿，（凿心）开窍，纳书数卷于其中，见其题曰《内经主治备要》，骇然惊悟，觉心痛，只为凶事也，不敢语人。自是心目洞彻，便为传道轩岐，指挥秦越也。”

这段资料说明，张元素早年学儒，二十七岁后弃儒学医、博览群书，很重视《内经》理论的研究。虽然序中所言夜梦长斧凿心开窍使医理大悟之说不可信，但却可以说明张元素为其诊治的事实，并由于张氏治好了刘完素之病，而“名满天下”。

张元素虽与刘完素处于同一时代，但其在学术上则别树一帜，以研究脏腑为中心。所以，竟成为一派医家之开山。

张元素的代表著作有《医学启源》《脏腑标本寒热虚实用药式》《洁古家珍》及《珍珠囊》，其中《医学启源》与《脏腑标本寒热虚实用药式》最能反映其学术观点。

一、脏腑辨证说

脏腑辨证的最早资料，当首推《内经》，如《灵枢·邪气脏腑病形篇》中记载了五脏之病变与六腑之病变的部分内容。这些以五脏六腑为纲而论述诸病表现的内容，实则为后世脏腑辨证的前驱。

《金匮要略》一书中，论述内伤杂病，以重视脏腑分证，形成脏腑分证之初步规模。唐代大医家孙思邈著《千金要方》，凡三十卷，其中卷十一至二十，论述五脏与五腑的生理、病证及治疗处方，虽所述内容较为泛泛，尚未形成较为完整的辨证分型，病证分型亦不十分合理，但对后世脏腑辨证确有一定影响。

宋代医家钱乙，字仲阳，著《小儿药证直诀》，其论述儿科病却以五脏分证，各从虚实寒热以分辨，并立各自的主治之方。其提出脏腑辨证之法仅局限于儿科，而六腑分证又略而少见，是其不足。

张元素在《内经》理论的启引下，受到《金匮要略》《中藏经》《千金要方》《小儿药证直诀》的启发，综合他们的认识，再结合数十年临床经验，总结了脏腑寒热虚实以言病机的学说，将脏腑的生理、病理、辨证和治疗各成系统，较前则又有提高，使脏腑辨证说由此渐被众多医家所重视、研究。至明、清代，脏腑辨证理论日趋完善，现已成为中医辨证理论中的重要内容。由此可见，张元素的脏腑辨证说对中医学的发展作出了承先启后的贡献，故后世医家称之为“易水学派”的创始人。

在《医学启源》一书上卷，《五脏六腑，除心包络十一经脉证法》开篇便全文采纳《中藏经》关于“脏腑虚实寒热生死逆顺证脉法”的论述，如：“夫人有五脏六腑，虚实寒热，生死逆顺，皆见于形证，脉气若非诊察，无由识也。虚则补之，实则泻之，寒则温之，热则凉之，不虚不实，以经调之，此乃良医之大法也。”开篇就告诫人们进行脏腑辨病，首先要四诊合参，分析归纳，辨明疾病属性的寒热虚实，然后确定治疗方法。除此之外，还制定了五脏六腑的辨证系统，对五脏六腑（除心包络外》中的每一脏腑都系统地论述了生理和病理变化、演变预后及治疗方药等几个方面，这些总结丰富和发展了中医基础理论，体现了张元素在脏腑辨证及遣方用药方面的卓越成就，不仅在当时的古代具有指导意义，而且对后世脏腑辨证体系的完善作出了重要的贡献。

二、气味厚薄寒热阴阳升降之图（图略）

［注云］味为阴，味厚为纯阴，味薄为阴中之阴：气为阳，气厚为纯阳，气薄为阳中之阴。又曰：味厚则泻，味薄则通；气厚则发热，气薄则发泄。又曰：辛甘发散为阳，酸苦涌泻为阴；咸味通泄为阴，淡味渗泄为阳。

升降者，天地之气交也，茯苓淡，为天之阳，阳也，阳当上行，何谓利水而泄下？经云：气之薄者，阳中之阴，所以茯苓利水而泄下，亦不离乎阳之体，故入手太阳也。麻黄苦，为地之阴，阴也，阴当不行，何谓发汗而升上？经曰：味之薄者，阴中之阳，所以麻黄发汗而升上，亦不离乎阴之体，故入手太阴也。

附子，气子厚者，乃阳中之阳，故经云发热；大黄，味之厚者，乃阴中之阴，故经云泄下。竹淡，为阳中之阴，所以利小便也；茶苦，为阴中之阴，所以清头目也。清阳发腠理，清之清者也；清阳实四肢，清之浊者也；浊阴归六腑，浊之浊者也；浊阴走五脏，浊之清者也。

释义："气之升降，天地之更用也。"（《素问·六微旨大论》）这两个方面，即相互对立，又互相联结；既相互制约，又相互依赖。升降运动，存在于一切生命活动中，《素问·六微旨大论》说"升降出入，无器不有"。凡是脏气下降的，它相表里的腑气则上升；凡是脏器上升的，它相表里的腑气则下降。肺气下降，则大肠气上升；心气下降，则小肠气上升；心包气下降，则三焦气上升；脾气上升，则胃气下降；肾气上升，则膀胱气下降；肝气上升，则胆气下降。同样，凡是手阴阳经脉之气上升的，它同名的足阴阳经脉之气则下降；凡是手阴阳经脉之气下降的，它同名的足阴阳经脉之气则上升。

附：李东垣药类法象

天有阴阳，风、寒、暑、湿、燥、火，三阴三阳上奉之。温、凉、寒、热，四气是也。温热者，天之阳也；凉寒者，天之阴也。此乃天之阴阳也。

地有阴阳，金、木、水、火、土，生、长、化、收、藏下应之。

辛、甘、淡、酸、苦、咸，五味是也，皆象于地。辛甘淡者，地之阳也。酸苦咸者，地之阴也。此乃地之阴阳也。

味之薄者，为阴中之阳，味薄则通，酸、苦、咸、平是也。

味之浓者，为阴中之阴，味浓则泄，酸、苦、咸、寒是也。

气之浓者，为阳中之阳，气浓则发热，辛、甘、温、热是也。

气之薄者，为阳中之阴。气薄则发泄，辛、甘、淡、平、凉、寒是也。

轻清成象（味薄，茶之类），本乎天者亲上。重浊成形（味浓，大黄之类），本乎地者亲下。气味辛甘发散为阳，酸苦涌泄为阴。

清阳发腠理，清之清者也；清阳实四肢，清之浊者也。

浊阴归六腑，浊之浊者也；浊阴走五脏，浊之清者也。

三、药性要旨

原文：苦药平升，微寒平亦升；甘辛药平降，甘寒泻火；苦寒泻湿热，甘苦寒泻血热。

释义：此段论述，诸多医家颇费解，因为无病证，无方药。根据上文升降，后谈补泻，当从五行，五脏补泻中归纳。洁古弟子李东垣，在他的《脾胃论》中找到答案。依据脾胃盛衰对心、肺、肝、肾四脏的影响，运用“五行学说“分析脏与腑之间的病机转化关系，并以“运气学说”分析人与自然环境关系，探索“主气”与“客气”矛盾双方对机体的病理改变，提出“升阳”与“泻火”的治疗法则。李东垣在补脾胃泻阴火升阳汤的方剂中，黄芪、人参、炙甘草、苍术、羌活、柴胡、升麻等辛甘性温药补脾胃，佐以石膏、黄芩、黄连泻阴火。脾胃不足，是火不能生土，而反抗拒，此至而不至，是为不及也。方如白术、人参、黄芪、芍药、甘草、桑白皮、黄连，亦可谓苦药平升，微寒平亦升，甘辛药平降之药性要旨的诠释。

《脾胃论·随时加减用药法》说：“借用大寒之气于甘味中，故曰甘寒泻热火也。”

李氏“甘寒泻火”并非应用石膏、知母等重剂直接泄火，而是将黄芩、黄连、黄柏、石膏、知母等大寒之药佐于大量补益脾胃的甘温之剂中，并且申明这些甘苦大寒之药非独用，而必须经火酒二制，以防大苦大寒伤脾胃。一般上焦症状偏重者，加黄芩、黄连；下焦症状偏重者，加知母、黄柏。

1. 用药升降浮沉补泻法

肝胆：味辛补，酸泻；气温补，凉泻。

注云：肝胆之经，前后寒热不同，逆顺互换，入求责法。

心小肠：味咸补，甘泻；气热补，寒泻。

注云：三焦命门补泻同。

脾胃：味甘补，苦泻；气温热补，寒凉泻。

注云：温凉寒热，各从其宜；逆顺互换，入求责法。

肺大肠：味酸补，辛泻；气凉补，温泻。

肾膀胱：味苦补，咸泻；气寒补，热泻。

注云：五脏更相平也，一脏不平，所胜平之，此之谓也。故云。安谷则昌，绝谷则亡，水去则荣散，谷消则卫亡，荣散卫之，神无所居。又仲景云：水入于经，其血乃成；谷入于胃，脉道乃行。故血不可不养，卫不可不温，血温卫和，荣卫乃行，常有天命。

释义：人体五脏——心、肝、脾、肺、肾，以五行生克制化的规律，一脏不平衡，以所胜之脏制约他脏，如东垣《脾胃论》上卷“脾胃盛衰论”：“经言，至而不至，是为不及，所胜妄行，所生受病，所不胜乘之也。”所胜如肝木胜脾土、脾土胜肾水等。

《素问·平人气象论》:“人以水谷为本，故人绝水谷则死，脉无胃气亦死。”

水入于经，其血乃成:《灵枢·决气》:“中焦受气取汁，变化而赤，是谓血。”

营气：杨上善:“营气行经，如雾者也。经中血者，如渠中水也，故十二经受血各营也。”水谷之精化为水谷之气，其中由精华部分所化生的为营气，并进入脉中运行全身。

卫气：水谷精微的“剽悍”部分在往脉外循行，昼行于阳，夜则行于阴，外实皮肤肌腠，以抵御外邪，内温五脏六腑。

2. 脏气法时补泻法

肝苦急，急食甘以缓之，甘草。

心苦缓，急食酸以收之，五味子。

脾苦湿，急食苦以燥之，白术。

肺苦气上逆，急食苦以泄之，黄芩。

肾苦燥，急食辛以润之，黄柏、知母。

注云：开腠理，致津液，通气血也。

肝欲散，急食辛以散之，川芎。以辛补之，细辛。以酸泻之，白芍药。

心欲软，急食咸以软之，芒硝。以咸补之，泽泻。以甘泻之，黄芪、甘草、人参。

脾欲缓，急食甘以缓之，甘草。以甘补之，人参。以苦泻之，黄连。

肺欲收，急食酸以收之，白芍药。以酸补之，五味子。以辛泻之，桑白皮。

肾欲坚，急食苦以坚之，知母。以苦补之，黄柏。以咸泻之，泽泻。

注云：此五者，有酸、辛、甘、苦、咸，各有所利，或散、或收、或缓、或软、或坚，四时五脏病，随五味所宜也。

附：王好古类集五脏苦欲补泻药味

肝苦急，急食甘以缓之，甘草；欲散、急食辛以散之，川芎；以辛补之，细辛；以酸泻之，芍药。虚，以生姜、陈皮之类补之。经曰“虚则补其母”，水能生木，肾乃肝之母，肾水也，苦以补肾，熟地黄、黄柏是也。如无他证，钱氏地黄主之。“实则泻其子”，心乃肝之子，以甘草泻心。

心苦缓，急食酸以收之，五味子；欲软，急食咸以软之，芒硝；以咸补之，泽泻；以甘泻之，人参、黄芪、甘草。虚，以炒盐补之。“虚则补其母”，木能生火，肝乃心之母，肝木也，以生姜补肝，如无他证，钱氏安神丸主之。实则甘草泻之，如无他证，钱氏方中重则泻心汤，轻则导赤散。

脾苦湿，急食苦以燥之，白术；欲缓，急食甘以缓之，甘草；以甘补之，人参；以苦泻之，黄连。虚，则以甘草、大枣之类补之，如无他证，钱氏益黄散泻之。肺乃脾之子，以桑白皮泻肺。

肺苦气上逆，急食苦以泻之，诃子皮；一作黄芩。欲收，急食酸以收之，白芍药；以辛泻之，桑白皮；以酸补之，五味子。虚，则五味子补之，如无他证，钱氏阿胶散补之。脾乃肺之母，以甘草补脾。实，则桑白皮泻之，如无他证，以泻白散泻之。肾乃肺之子，以泽泻泻肾。

肾苦燥，急食辛以润之，知母、黄柏；欲坚，急食苦以坚之，知母；以苦补之，黄柏；以咸泻之，泽泻。虚，熟地黄、黄柏补之。肾本无实，不可泻，钱氏只有补肾地黄丸，无泻肾之药。肺乃肾之母，以五味子补肺。

以上五脏补泻，《内经·脏气法时论》中备言之，欲究其精，请看本论。（明代孙一奎《医旨绪余》下卷七十六）

四、治法纲要

原文：气交变论云：五运太过不及。夫五运之政，犹权衡也，高者抑之，下者举之，化者应之，变者复之，此长、化、收、藏之运，气之常也，失常则天地四塞矣。

注云：失常之理，则天地四时之气，无所营运。故动必有静，胜必有复，乃天地阴阳之道也。以热治热法，经曰：病气热甚，而与寒药交争，则寒药难下，故反热服，顺其病势，热势既休，寒性乃发，病热除愈，则如承气汤寒药，反热服之者是也。病寒亦同法也。凡治病，必求其所在，病在上者治上，在下者治下，故中外脏腑经络皆然。病气热，则除其热；病气寒，则退其寒，六气同法。泻实补虚，除邪养正，平则守常，医之道也。

大法曰：前人方法，即当时对证之药也。后人用之，当体指下脉气，从而加减，否则无效。余非鄙乎前人而自用也，盖五行相制相兼，生化制承之体，一时之间，变乱无常，验脉处方，亦前人之法也。厥后通乎理者，当以余言为然。

释义：本文阐述天人合一的生命观，即人以天地之气生、四时之法成，诚如喻嘉言《医门法律》中说："大凡物理有常有变，运气所主者，常也；异于所主者，皆变也……岁运有主气，有客气。常者为主，外至者为客。初之气厥阴，以至终之气太阳者，四时之常序也，故谓之主气。"

风热温燥寒，五者各司一气，生长化收藏，五者各司一时。故曰五气之运、犹权衡也。高者抑之，下者视之，化者应之，胜者复之。化者应之，气之平也，五气之相得也。（宋代刘温舒《素问入式运气论奥》三卷）

1. 正治法

即寒者热之，热者寒之，虚则补之，实则泻之。

2. 反治法

寒因寒用（假寒真热，用寒药治疗），热因热用（假热真寒，用热药治疗），塞因塞用（脾虚腹胀证用补气健脾药治疗），通因通用（邪实泻痢证用泻下导滞药治疗）等，称为反治法，因其治法的药性与病症假象性质相同，故又称从治。

3. 反佐法

有两种含义，一是处方中药物组成的反佐法，即寒药中佐以热药，热药中佐以寒药，作为药引。另一种是汤药内服的反佐法，即热药冷服，寒药温服，以免出现格拒现象。

4. 去脏腑之火

黄连泻心火，黄芩泻肺火，白芍药泻肝火，木通泻小肠火，黄芩泻大肠火，石膏泻胃火。柴胡泻三焦火，须用黄芩佐之；柴胡泻肝火，须用黄连佐之，胆经亦然。黄柏泻膀胱火，又曰龙火，膀胱乃水之府，故曰龙火也。

以上诸药，各泻各经之火，不惟只能如此，更有治病，合为君臣，处详其宜而用之，不可执而言也。

5. 各经引用

太阳经，羌活，在下者黄柏，小肠、膀胱也；少阳经，柴胡，在下者青皮，胆、三焦也；阳明经，升麻、白芷，在下者，石膏，胃、大肠也；太阴经，白芍药，脾、肺也；少阴经，知母，心、肾也；厥阴经，青皮，在下者，柴胡，肝、包络也。以上十二经之的药也。

6. 五味所用

苦以泻之，甘以缓之及发之，详其所宜用之，酸以收之，辛以散之，咸以软之，淡以渗之。

五、制药方法

夫药有寒、热、温、凉之性，有酸、苦、辛、咸、甘、淡之味，各有所能，不可不通也。夫药之气味不必同，同气之物，其味皆咸，其气皆寒之类是也。凡同气之物，必有诸味，同味之物，必有诸气，互相气味，各有厚薄，性用不等，制方者，必须明其用矣。经曰：味为阴，味浓为纯阴，味薄为阴中之阳；气为阳，气浓为纯阳，气薄为阳中之阴。然，味浓则泄，薄则通；气浓则发热，气薄则发泄。又曰：辛甘发散为阳，酸苦涌泻为阴，咸味涌泻为阴，淡味渗泄为阳。凡此之味，各有所能。然，辛能散结润燥，苦能燥湿坚软，咸能软坚，酸能收缓，甘能缓急，淡能利窍。故经曰：肝苦急，急食甘以缓之；心苦缓，急食酸以收之；脾苦湿，急食苦以燥之；肺苦气上逆，急食苦以泄之；肾苦燥，急食辛以润之，开腠理，致津液通气也。肝欲散，急食辛以散之，以辛补之，以酸泻之；心欲软，急食咸以软之，以咸补之，以甘泻之；脾欲缓，急食甘以缓之，以甘补之，以苦泻之；肺欲收，急食酸以收之，以酸补之，以辛泻之；肾欲坚，急食苦以坚之，以苦补之，以咸泻之。凡此者，是明其气味之用也。若用其味，必明其味之可否；若用其气，必明其气之所宜。识其病之标本脏腑，寒热虚实，微甚缓急，而用其药之气味，随其证而制其方也，是故方有君臣佐使，轻重缓急，大小反正逆从之制也。

释义：《神农本草经》云："药有酸咸甘苦辛五味，又有寒热温凉四气。"四气，就是寒热温凉四种不同的药性，寒凉属阴，温热属阳。此外，还有平性，即药性和平，实际上也有偏温、偏凉的不同，因此仍称四气（性），不称五气（性）。

寒凉药多用于治阳热证，温热药多用于治阴寒证。《伤寒论·伤寒例》中说："桂枝下咽，阳盛则毙，承气入胃，阴盛则亡。"临床要药证相符，这也是医生必须遵循的施治原则。

五味：是指药有酸、苦、甘、辛、咸五种不同味道。五味既代表了药物味道的"味"，又包涵了药物作用的"味"。药味辛、甘属阳，酸、苦、咸属阴。酸味属木，苦味属火，甘味属土，辛味属金，咸味属水。

“辛散、酸收、甘缓、苦坚、咸软”，本节对药性气味高度概括，现分而述之。

辛：“能散能行”，即有发散解表，行气行血的作用。一般解表、行气、活血药多具有辛味，如苏叶发散风寒，木香行气消胀，川芎行血化瘀等。还有“辛润”之说，如款冬花润肺止咳，菟丝子润养补肾等。

甘：“能补能和能缓”，即有滋补、和中、调和药性及缓急止痛的作用。如人参大补元气，熟地滋补精血，饴糖、蜂蜜缓急止痛，甘草调和药性等。

酸：“能收能涩”，即有收敛固涩的作用，一般能固表止汗，敛肺止咳、涩肠止泻、固精缩尿、固崩止带。如五味子固表止汗，乌梅敛肺止咳、五倍子涩肠止泻，覆盆子固精缩尿，山萸肉固崩止带等。

苦：“能泄、能燥，能坚”，即有清泄火热、泄降气逆、通泄大便、燥湿、坚阴等作用，如黄芩、栀子清热泻火，杏仁、葶苈子降气平喘，半夏、橘皮降逆止呕，大黄、枳实泻热通便，龙胆草、苦参清热燥湿，苍术、厚朴苦温燥湿，黄柏、知母泻火坚阴。

咸：“能下能软”，即有泻下通便，软坚散结的作用。如芒硝泻热通便，海藻，牡蛎消瘰散瘿，鳖甲、龟板软坚消癥。

六、升降浮沉

升是上升、升提，降是下降、降逆。浮是升浮，上行发散。沉是重沉，下行泻痢。一般来讲，升浮药作用趋向多主上升、向外，就其所代表药物的具体功效而言，分别具有疏散解表、宣毒透疹、解毒消疮、宣肺止咳、温里散寒、暖肝散结、升阳举陷、涌吐等作用。沉降药一般具有清热泻火、消积导滞、重镇安神、平肝潜阳、降逆平喘、熄风止痉等作用。

归经：中药作用归属、趋向于某脏腑、经络或特定部位等的定位、定向理论。如麻黄、桂枝为太阳经药，石膏、知母为阳明经药，柴胡、黄芩为少阳经药。银花、连翘为卫分药，犀角、生地为血分药。黄芩主入上焦，黄连主入中焦，黄柏主入下焦，等等。

此外，还有依据药物的颜色、形状、质地、生长环境等自然属性，与人体某部位结构或功能的相似性，或者是与疾病外在表现的某种关联性，解释药物功效产生的原因，即取象比类。如色白、味辛入肺，大肠经；色黄味甘入脾，胃经；色赤、味苦入心，小肠经等。

五味所用

苦泄、甘缓、酸收、咸软、淡渗泄、辛散。

药类法象

药有气味厚薄，升降浮沉补泻主治之法，各有不同，今详录之，及拣择制度修合之法，俱列于后。

1. 风、升、生

味之薄者，阴中之阳，味薄则通，酸、苦、咸、平是也。

防风、羌活、升麻、柴胡、葛根，威灵仙、细辛、独活、香白芷、鼠粘子、桔梗、藁本、川芎、蔓荆子、秦艽、天麻、麻黄、荆芥、薄荷、前胡。

2. 热、浮、长

气之厚者，阳中之阳，气厚则发热，辛甘温热是也。

黑附子、干姜、干生姜、川乌头、良姜、肉挂、桂枝、草豆蔻、丁香、厚朴、益智仁、木香、白豆蔻、川椒、吴茱萸、茴香、红蓝花、神曲。

3. 湿、化、成［中央］

戊土，其本气平，其兼气温凉寒热，在人以胃应之；己土其本味淡，其兼味辛甘咸苦，在人以脾应之。

黄芪、人参、甘草、当归、半夏、白术、苍术、橘皮、青皮、藿香、槟榔、莪术、京三棱、阿胶、诃子、桃仁、杏仁、大麦、紫草、苏木。

4. 燥、降、收

气之薄者，阳中之阴，气薄则发泄，辛、甘、淡、平、寒、凉是也。

茯苓、泽泻、猪苓、滑石、瞿麦、车前子、木通、灯草、五味子、白芍药、桑白皮、天冬、麦冬、犀角、乌梅、牡丹皮、地骨皮、枳壳、琥珀、连翘、枳实。

5. 寒、沉、藏

味之厚者，阴中之阴，味厚则泄，酸、苦、咸寒是也。

大黄、黄柏、黄芩、黄连、石膏、龙胆草、生地黄、知母、汉防己、茵陈蒿，朴硝、瓜蒌根、牡蛎，玄参、苦参、川楝子、香豉、地榆、栀子。

以上诸药，此大略言之，以为制方之阶也，其用有未尽者。

附：

案一：当归拈痛汤

治湿热为病，肢节烦痛，肩背沉重，胸膈不利，遍身疼，下注于胫，肿痛不可忍。经云：湿淫于内，治以苦温。羌活苦辛，透关利节而胜湿；防风甘辛，温散经络中留湿，故以为君。水性润下，升麻、葛根苦辛平，味之薄者，阴中之阳，引而上行，以苦发之也。白术苦甘温，和中除湿；苍术体轻浮，气力雄壮，能去皮肤腠理之湿，故以为臣。血壅而不流则痛，当归身辛温以散之，使气血各有所归。人参、甘草甘温，补脾养正气，使苦药不能伤胃。仲景云：湿热相合，肢节烦痛，苦参、黄芩、知母、茵陈者，乃苦以泄之也。凡酒制药，以为因用。治湿不利小便，非其治也，猪苓甘温平，泽泻咸平，淡以渗之，又能导其留饮，故以为佐。气味相合，上下分消，其温气得以宣通矣。

羌活半两，防风三钱，二味为君；升麻一钱，葛根二钱，白术一钱，苍术三钱，当归身三钱，人参二钱，甘草五钱。苦参（酒浸）二钱，黄芩一钱（炒），知母三钱（酒洗），茵陈五钱（酒炒），猪苓三钱，泽泻三钱。

上锉如麻豆大，每服一两，水二盏半，先以水拌湿，候少时，煎至一盏，去滓温服，待少时，美膳压之。

案二：天麻半夏汤

治风痰内作，胸膈不利、头眩目黑、兀兀欲吐、上热下寒，不得安卧，遂处此方。云眼黑头眩、虚风内作，非天麻不能治，故以为君。

偏头痛乃少阳也，非柴胡不能治；黄芩苦寒酒制炒，佐柴胡治上热，又为引用，故以为臣。橘皮苦辛温，炙甘草甘温，补中益气为佐。生姜、半夏辛温，以治风痰；白茯苓甘平，利小便，导湿热，引而下行，故以为使。不数服而见愈。

天麻一钱为君，柴胡七分，黄芩五分酒制，橘皮七分去白，半夏一钱，白茯苓五分，甘草五分。上锉碎如麻豆大，都作一服。水三盏，生姜三片，煎至一盏，去滓温服。

第三节
李东垣甘味药组方及其脾胃学派

李杲，字明之，晚号东垣老人，宋金时真定（今河北省保定市）人，生于公元1180年，卒于1251年。据《元史》记载："杲幼岁好医药，时易人张元素以医名燕赵间，杲捐金从之学。"李杲学医于张元素，尽得其传而又独有发挥。张元素倡导脏腑辨证说，受其启示，李杲对脏腑病机进一步探讨，对《内经》《难经》研究颇深。

李杲所处时代正值金元时期，民族矛盾尖锐，加之战乱频繁，人民生活极不安定，精神紧张，饮食失节，劳役过度，造成了疾病的增加，当时医生依据古方治疗，致使元气受损，误治伤人甚多。李氏于临床进行探索，提出"内伤脾胃，百病由生"的观点，形成了独具一格的脾胃内伤学说。李氏的代表著作有《脾胃论》《内外伤辨惑论》与《兰室秘藏》三书，对中医的后天脾胃从理论到实践进行了充实和发展，足以补前人之所未备。因此，李杲亦被称为"金元四大家"之一，又称其为补土派的代表。

一、甘味药性治要形成体系

甘味于脾胃的关系，首先从脾胃的生理功能阐述。脾胃同居中焦，在五行属土，脾主运化，胃主受纳，腐熟水谷。脾为胃行其津液，脾主湿，胃主燥，脾主升，胃主降，为人体后天之本。《素问·六节脏象论》:“其华在唇四白，其充在肌，其味甘，其色黄，此至阴之类，通于土气。”即脾胃之气。

1. 甘味药组方依据

（1）甘先入脾。《灵枢·五味》:“五味各走其所喜……谷味甘，先走脾。”《素问·五常政大论》：土平曰备化，不及曰卑监。又云土太过曰敦阜（这是指土气有余）。《素问·脏气法时论》:“……脾欲缓，急食甘以缓之，用苦泻之，甘补之。”（仲景引《内经》所说脾胃）

（2）稼穑作甘，腹痛，用仲景“芍药甘草汤”，以甘草之甘以缓脾急；芍药之酸抑制肝胆之气的横逆，酸甘缓急。论中说:“稼穑作甘”，甘者己也;“曲直作酸”，酸者甲也;“甲己化土”，此仲景妙法也。同时，东垣于脾胃失调，气血不足，分别从平胃散、黄芪建中汤、四物汤、四君子汤、五苓散亦加阐述。

（3）甘药守中

因“土为万物之母”，用甘药守中，使生化之源不竭，营卫气血有本，脾胃可有恢复之机，如中气不足，取补中益气汤，气血阴阳两虚生脉饮等，所谓“上下交病，先治其中”。叶天士:“精生于谷，谷以养神”“元气有伤，当于甘药”。

2. 从五行生克制化阐述脾胃病机与治法

李氏说：

（1）“脾胃不足，是火不能生土，而反抗拒，此至而不至，是为不及也。”

“白术（君）、人参、黄芪（臣）、芍药、甘草、桑白皮（佐）、黄连（使）。”

诸风药，皆是风能胜湿也，及诸甘温药亦可。

（2）“心火亢盛，乘于脾胃之位，亦至而不至，是为不及也。”

“黄连（君）、黄柏、生地黄（臣）、芍药、石膏、知母、黄芩、甘草（佐）。”

（3）“肝木妄行，胸胁痛，口苦，舌干，往来寒热而呕，多怒，四肢满闭，淋溲，便难，转筋，腹中急痛，此所不胜乘之也。”

“柴胡（君）、防风、芍药、肉桂（臣）、羌活、独活、泽泻、黄柏（佐）、升麻（使）、猪苓、藁本、川芎、细辛、蔓荆子、白芷、石膏、知母、滑石。”

（4）“肺金受邪，由脾胃虚弱，不能生肺，乃所生受病也。故咳嗽、气短、气上，皮毛不能御寒，精神少而渴，情惨惨而不乐，皆阳气不足，阴气有余，是体有余而用不足也。”

“人参（君）、黄芪（臣）、橘皮（臣）、青皮（以破滞气）、白术（佐）、白芍药（佐）、桂枝（佐）、桔梗（引用）、桑白皮（佐）、甘草（诸酸之药皆可）、木香（佐）、槟榔、五味子（佐），此三味除客气。”

（5）“肾水反来侮土，所胜者妄行也。作涎及清涕，唾多，溺多，而恶寒者是也。土火复之，及二脉为邪，则足不任身，足下痛不能践地，骨乏无力，喜睡，两丸冷，腹隐隐而痛，妄闻、妄见，腰脊背胛皆痛。”

“干姜（君）、白术（臣）、川乌头（臣）、苍术（佐）、附子（佐，炮少许）、肉桂（去皮少许）、茯苓（佐）、猪苓（佐）、泽泻（使）。”

按 1：当长夏湿胜的节气至而不至，火不生土，脾胃元气不足，不能制约肾水，肾水抗拒反侮，这就是至而不至，是为不及的病机，因此，用白术、人参、炙甘草益脾胃中元气。肾火挟肝木之势上凌，故用芍药制肝安脾。肺乃脾之子，以黄芪补肺气，助以桑白皮泄肺火。阴火独盛，火与元气不两立，故用黄连引经以泻上凌的阴火。所谓甘温益气，调养脾胃。

按 2：心火亢盛，反足以焦土，故用黄连为主，黄柏、黄芩泻亢盛之心火，生地、芍药养阴安脾，佐以石膏、知母、甘草“白虎”轻剂，直清胃中火邪，而使脾胃元气得以恢复。实乃苦寒泻火，甘寒生津。

按 3：肝木为脾土的“所不胜”。肝木妄行，横乘脾土，方中疏肝胆之气，发肝经郁火，清金平木，以安脾土。

按 4：脾为肺之母，土不生金，所生受邪，因此以人参、黄芪补益肺气，白术、橘皮、木香扶益脾胃，芍药、桂枝调和营卫，加桔梗引药于肺。桑白皮清肺，五味子敛阴，正所谓培土生金，甘温益气，酸甘敛阴。

按 5：脾土是肾水的“所胜”。脾土虚弱，肾水反侮，必然肾水妄行泛溢，故用干姜为主，白术为辅，以温脾阳；次用以乌头为辅，附、桂以助温肾阳，佐苍术、茯苓、猪苓制水泛逆，以泽泻导水下行，共奏温阳利水之功。

以上对于肝心肺肾有余不足，或补或泻，当以脾胃之药为切要。《内经》说："至而不至，是为不及；所胜妄行，所生受病，所不胜乘之也。"东垣说："当于心与小肠中以补脾胃之根蒂者，甘温之药为之主，以苦寒之药为之使，以酸味为之臣佐。以其心苦缓，急食酸以收之。心火旺则肺金受邪，金虚则以酸补之，次以甘温及甘寒之剂，于脾胃中泻心火之亢盛，是治其本也。"(《脾胃胜衰论》)

对于脾胃内伤的治疗，李氏突出了甘温与苦寒配伍的独特治疗方法（又称甘苦合化），所以他说："有辛甘温药者，非独用也。复有甘苦大寒之剂，亦非独用也。"因此其创立补脾胃泻阴火升阳汤，甘温苦寒并用，并强调"后之处方者，当从此法"。以此，可以充分体现李杲对脾胃内伤的病机与治疗观点。

3. 气味用药法则

药性，气指寒、热、温、凉，味指辛、甘、淡、苦、酸、咸。大凡用药，都是以气、味为主，如补剂多用甘味药，泻剂多用苦味药，还要随时依据四时以及病情更换气厚或气薄的药相配伍，故李氏说："气薄者为阳中之阴，气厚者为阳中之阳，味薄者为阴中之阳，味厚者为阴中之阴。"《素问・阴阳应象大论》说："辛甘发散为阳，酸苦涌泄为阴。"又说："味归形，形归气。"比如一物之内，气味兼有，一药之中，也具有其药理和功能。

（1）辛甘助阳

甘温药中伍辛散升浮的药组成，如补中益气汤，方中人参、黄芪、炙甘草甘温益气，当归辛温补血，方中升麻、柴胡辛甘升阳，所谓“辛甘发散为阳”。

原文：湿、胃、化；热、小肠、长；风、胆、生。皆陷下不足，先补则：黄芪、人参、甘草、当归身、柴胡、升麻，乃辛甘发散，以助春夏生长之用也。(《脾胃论·气运衰旺图说》)

（2）甘寒泻火

阴火上乘，干犯心阳，伤害脾胃，火逆刑金，伤于肺气的，用甘草梢甘寒以泻火。

原文：土、脾、形；火、心、神；木、肝、血。皆大盛，上乘生长之气，后泻则：甘草梢子之甘寒，泻火形于肺，逆于胸中，伤气者也。

黄芩之苦寒，以泻胸中之热，喘气上奔者也。

红花以破恶血，已用黄芩大补肾水，益肺之气，泻血中之燥者也。

（3）甘温益气

阳气不固，津液外泄，表虚自汗，生黄芪，甘温益气，固表止汗。

原文：寒、膀胱、藏气；燥、大肠、收气。皆大旺，后泻则：

黄芪之甘温，止自汗，实表虚，使不受寒邪。

当归之辛温，能润燥，更加桃仁以通幽门闭塞，利其阴路，除大便之难燥者也。

（4）甘苦合化

甘草梢子甘寒补肺气，黄芩苦寒泄阴火，导阴火下行。肺苦于气上奔逆，急用黄芩参以泄上侵的阴火。

原文：水、肾、精；金、肺、气。皆虚衰不足，先补则：

黄柏之苦寒，除湿热为痿，乘于肾，救足膝无力，亦除阴汗、阴痿，而益精。

甘草梢子、黄芩补肺气，泄阴火之下行，肺苦气上逆，急食苦以泄之也。

（5）酸甘敛阴

李氏《脾胃胜衰论》中“以其心苦缓，急食酸以收之”，“心火旺则肺金受邪，金虚则以酸补之”。在“除风湿羌活汤”中说：“如肺胀，膨膨而喘咳，胸高气满，壅盛而上奔者，多加五味子，人参次之，麦冬又次之，黄连少许。”酸甘敛肺，在“黄芪人参汤”中说：“人参之甘，补元气，泻热火也；麦冬之苦（甘）寒，补水之源而清肃燥金也；五味子之酸以泻火，补庚大肠与肺金也。”在“补中益气汤”中说：“盖甘酸，适足益其病尔。如黄芪、人参、甘草、芍药、五味子之类也。”

（6）甘淡利湿

李氏说：“治湿不利小便，非其治也，皆当利其小便，必用淡味渗泄之剂以利之，是其法也。”甘淡利湿能助三焦气化，通利水道，除饮利水，又能通淋止泻。不过脾胃元气虚者，中气下陷，阳微生湿，不能滥用淡渗利湿药，应该温运脾胃为佳。代表方剂：五苓散、七味白术散、异功散、除风湿羌活汤、升阳益胃汤等。

二、脾胃学说与组方特色

《脾胃论》的成就，主要阐发了内伤学说，故后世有“外感宗仲景，内伤宗东垣”的说法。兹将李氏脾胃学说特色及其组方略述于下。

1. 益元气，泻阴火

李氏指出：“内伤脾胃，百病由生。”病因方面，如饮食因素：“夫饮食不节则胃病，胃病则气短，精神少而生大热，有时而显火上行，独燎其面……胃既病，则脾无所禀受……故亦从而病焉。”劳倦因素，在《脾胃胜衰论》中又说：“形体劳役则脾病，脾病则怠惰嗜卧，四肢不收，大便泄泻。脾既病，则其胃不能独行津液，故亦从而病焉。”其次是精神因素：“此因喜怒忧恐，损耗元气，资助心火。火与元气不两立，火胜则乘其土位，此所以病也。”东垣首创“阴火”说，认为“阴火来源有二：一者心，“心火者，阴火也”。二者“脾胃气虚，则下流于肾，阴火得以乘其土位”。李氏还说：“心火者，阴火也，起于下焦，其系系于心。心不主令，相火代之。相火，下焦包络之火，元气之贼也，火与元气不两立，一胜则一负。”同时，君火之动，通过包络之脉，又可引动下焦相火，二者相互影响。益元气，原则上用甘温之剂，如补中益气汤，升其阳，补其中（脾胃）。泻阴火，如甘草佐以甘寒以泻其火，借以解决火与元气之间的矛盾，这是很有创建的。

2. 甘温除热

李氏于《脾胃论》中十分重视内伤发热一证，曾专著《饮食劳倦所伤始为热中论》，提出由于脾胃内伤之后，中气不足，气陷，导致内伤发热的病证与病机，即“气虚发热”，方如“补中益气汤”“补脾胃泻阴火升阳汤”“升阳益胃汤”等。

本《内经》“劳者温之”“损者益之”的意思，而用参、芪、术、草等甘温药以补中；以“陷者举之”“辛甘化阳”“风能胜湿”的原则，而用升、柴、羌、独、防等升阳除湿之病。

治疗气虚发热者，又称为“甘温除热”。一种是后天生化乏源，营卫俱虚，卫外之气不固，其人常见脾胃气陷，体温常不稳定，平时疲乏形寒，甚至自汗；但在劳累或饮食失调之后，又会出现虚性兴奋，李东垣称之为“阴火上冲”，出现燥热或低热，所谓“形体劳役则脾病，脾病则怠惰嗜卧，四肢不收，大便泄泻”“胃病则气短精神少而生大热，有时而显火上行，独燎其面”。治以补中益气汤，使脾胃气旺，清气上升，元气充足，营卫调和，则其热自退，这就是甘温除热之法。

另一种是脾虚气陷，中焦运化不及，水谷不化精微，反生湿浊，流于下焦，郁而生热，“阴火”上冲。东垣又提出“甘寒除火热”的治法，即在用甘药益气升阳的基础上，配以黄柏、黄连、黄芩等苦寒坚阴药，以消“阴火”（实质是脾胃或下焦湿热）；或者配以四苓、麦芽、神曲等，以运脾化湿，使中气旺而湿热化，则虚热亦自退，即是甘寒除火热的用药方法。这种用药，一方面益气升阳，一方面苦寒泻火，即“升阳泻火”方法。

3. 升降补泻的立方特色

脾主升，胃主降，脾宜升则健，胃宜降则和。脾胃升降失常的病变可表现为以下几个方面。

（1）清阳不升

如脾虚中气下陷不升，可引起胃下垂、脱肛、久泻、子宫脱垂、便血、崩漏等，脾气虚陷亦可导致癃闭等。

（2）浊阴不降

脾胃气虚，清浊相干，浊阴不降，则现胀满、痰饮、呕吐；食浊上逆则食滞，中满痞塞。

（3）清浊相干

清不得升，浊不得降，则清浊相干而眩晕、呕吐、泄泻。

（4）阻碍心肾交通

脾具土德，土位中央，交通上下，与心肾有较密切的关系，如“胃不和则卧不安”。半夏秫米汤涤浊扬清，为心肾交通、阴阳开合开辟道路。

总之，升降失调的治疗原则是：脾气不升者，当升提中气；胃气不降的，应和胃降逆；清浊相干者，当升清降浊；阻碍心肾交通者，当调脾胃以沟通上下。

4. 李氏补中升阳代表方剂

李氏创立的补中升阳的方剂共59则，药味比较集中，充分反映了他补气助阳、健脾利湿、兼泻阴火的主导思想。其主要代表方剂有：

（1）补中益气汤

补中益气汤是治疗劳倦内伤始为热中的主方，此方随证加减，应用最多，其补中升陷的作用比较显著，治疗下列病症，均有调整机体、恢复健康的作用。

“中气下陷”的病症，如胃下垂、子宫下垂、脱肛及妊娠转胞等；还可治疗冠心病。

“清阳不升”的病症，如久痢、久泻、脑供血不足等。

脾胃气虚不能转运的病症，如夏季热、功能性低热，大便虚秘、尿闭等。

气虚不摄的病症，如小便失禁、崩漏下血等。

明代张景岳的举元煎，近代张锡纯的升陷汤、固冲汤等，都参考此方变化而来。

（2）调中益气汤

即上方加理气行滞之木香，用白术易苍术，以加强燥湿之功；去补血润燥之当归，用以治中虚有湿之气滞痞胀。李氏认为脾胃内伤，始为热中，末为寒中；热中可用补中益气汤。

（3）升阳益胃汤

此方治脾胃虚弱，肺弱表虚而外感风寒，内蕴湿热者，方中有升有降，而重在升阳益胃。

（4）补脾胃泻阴火升阳汤

此方治内伤脾胃虚弱，“火邪乘之”而生大热者，契合所述病机，对脾胃虚弱而长夏外感湿热者，颇为合拍。

此外，李氏还创立了一套以补脾胃为主的扶正祛邪的方药，如升阳除湿防风汤、清暑益气汤等，这些方药都为后世医家所常用。他不执成方，随证用药，是从张洁古“古方不宜今病”的学说而来。处方药味虽多，但标本主次分明，用量很小，是小剂量的代表方剂，这都是他的特点。

总之，李东垣的《脾胃论》与《内外伤辨惑论》两书比较完整地建立了脾胃学说，既继承了前人理论，又提出了新的见解，至今用这一学说指导临床，仍有比较显著的效果。

三、调理脾胃治验

治法用药若不明升降浮沉差互反损论

本论是东垣自己的亲身体会，他认为如果用药不了解升降浮沉的道理，就会违反人体内部阴阳升降的规律，造成治疗上的差误，是无益反损的，应当引起注意。

1. 我（东垣自己）患了脾胃病，日子久了，身体也衰弱起来，视力和听力都减退了一半。这种阴火上盛侵凌阳气的现象，加之气息短少，精神不足，是由于脾胃气虚，自察弦脉，弦为阴火上凌的表现，这种致虚的原因是人事接触频繁，言语过多伤了元气，阳气衰弱不能舒伸隐伏于下焦阴分，迫使阴火上凌的缘故。癸卯年六、七月间，雨水过多，天气阴寒超过一个月还未停止。当时的人多发生腹痛、泄泻的病证，可谓“湿多成五泄”的缘故。

有一天，我自己感觉体重，肢节疼痛，大便每日泄泻数次，小便短小闭塞，因此思考治疗的方法，按照《素问·标本病传论》的治疗原则是急则治标、缓则治本。如果大小便不利，那就不问标本，应当先利大小便。所以，所有泄泻的病证，如果小便不利的，都应当利小便。治湿，不利小便，就是没有得到治疗方法。总之，都必须用淡味渗泄之剂以利小便，才是治得其法。

又例：今年雨水过多，寒湿太盛，从人体表入侵于里、病发急骤，“雨淫腹疾”。如果只用上述方法，专用淡渗利小便的药物以治腹泻，病虽然当时治好了，但泄泻是水液下降的病，再用淡渗利水药是降之又降，反助阴盛而重竭阳气，这样阳气被削弱而精神就越短少了。升降一失调，下焦的阴气更甚，而上焦的阳气就更衰了，这就反助了阴邪。所以必须使用升发阳气的祛风药，如羌活、独活、柴胡、升麻、防风根、炙甘草等辛温升阳之品，切碎、煎成、去渣，稍热服，助其温升之性。又说：病在下的用升举药，用升阳的方法，助阳气升腾于上，则病去而人安。这些方法可以类推，举这一个例证就可以知道治疗百病的规律。如果不懂得升降浮沉的道理，一概机械地施治，即使把病治好了，也是幸中的。

2. 清神益气汤

方药：茯苓、升麻各二分，泽泻、苍术、防风各三分，生姜五分。青皮一分，橘皮、生甘草、白芍药、白术各二分，人参五分。黄柏一分，麦冬、人参各二分，五味子三分，上锉如麻豆大，都作一服。水二盏煎至一盏，去渣，稍热空腹服。

农历六月，正酷暑亢阳，民间称为“热在三伏”时，因热气蒸发，出汗过多，人身的水分多脱绝于体外，这时要用急救津液的生脉散，不能专清湿热，如清利太过，就会更损津液。生脉散的药物作用是：五味子收肺气的耗散，敛心气的浮越。唐代孙思邈说，夏天气候炎热汗出津伤，常用五味子泡汁代茶喝。本品酸苦甘辛咸五味俱备，以补五脏之气，如心火太盛，则以甘药泻之，用人参之甘泻火，亦能补益元气。麦冬之微苦寒、能滋水的上源而清肺气。此外，加少量黄柏之苦寒以滋肾水，控制阴火上浮，且苦能坚下，借此又能除两足的痿弱无力。

3. 麻黄人参芍药汤

人参、麦冬各三分，桂枝、当归身各五分，麻黄、炙甘草、白芍药、黄芪各一钱，五味子两个。上药㕮咀，都作一服，水三盏煮麻黄一味，令沸，去沫至二盏，入余药同煎至一盏，去渣热服，临卧。

戊申年有一个贫苦的读书人，七月中病脾胃虚弱，呼吸迫促，容颜消瘦，此属形气两虚，应给麻黄人参芍药汤。方中人参、黄芪益气，当归、芍药养血，麦冬、五味、甘草滋肺胃之阴。此方重在补中益气、养胃生津，服后食欲增加，病即告愈。但体质尚未复原，到了寒冷季节，住在较大的空室内，睡在烧热的炕上，因而吐血数次。我说，这个人久患脾胃虚弱的病，痞气在脐附近，是一个有形的痞块，久卧热炕，热收于内，火伤元气，所以上气不足，以致阳气外虚，卫外不固。治法当补卫外的阳气，清泻在里的虚热。冬居空旷的房子，寒气袭人，因家贫衣服单薄，重虚其阳，表寒壅遏里热，火邪不得发越舒伸，迫血妄行而出于口。因想到仲景《伤寒论·太阳篇》:“脉浮紧，不发许，因致衄者，麻黄汤主之。”与此相同，给予麻黄人参芍药汤，方中麻黄、桂枝辛温走表以散外寒，麦冬、芍药养阴以清内热，人参、黄芪、甘草补中益气以健脾胃，当归配人参、黄芪以补血，合芍药以和营，五味子收耗散之津，合人参、麦冬以固气液。至于药的煎法和服法，先煮麻黄令沸去沫，以免服药后出现心烦；热服以助汗，使病人安卧而吐血止。

结语

《内经》对脾胃作了多方面的论述，奠定了脾胃学说的基础。此后，历代医家对脾胃均有所论述。金元以后，脾胃学说得以迅速发展，尤其李东垣的《脾胃论》更是成为脾胃学说的经典之作。李东垣所处的时代正值金元时期，战争频仍，百姓生活困苦，外感热病广为流行，李东垣也饱受颠沛流离之苦，在此期间他对《内经》《难经》颇有研究，又接受了张元素“师古方、裁新方”的革新思想和“养胃气”的家法，最终成为“金元四大家”之一，被誉为中医“脾胃学说”的创始人。

明代著名医家如王肯堂、张景岳、李时珍等人，对《脾胃论》均予以较高的评价，并赞东垣善用补法，为“医中之王道”。他无论升降、补泻都依据辨证用药，有人评论“东垣用药如韩信点兵”，这是说他方中药味虽多，但标本主次、君臣佐使分明。

清代叶天士对李东垣的《脾胃论》推崇备至，提出“内伤必取法乎东垣”，认为“脾胃为病，最详东垣”。叶氏阐发了“脾升胃降”，创立“养胃阴”之说，以补东垣之不足，华岫云赞道:“此种议论，实超出千古。”

传其学者，不仅有其门人王好古、罗天益，明代以后私淑者更多，如薛立斋、张景岳、李中梓、叶天士等人，都宗其说，其又各有发展，这充分体现了李东垣的学术思想在历史上的地位。

第四节
叶天士治痰学术思想探讨

叶天士治痰论述，散见于《临证指南医案》中。华岫云在《临证指南医案·痰》中总结了“古人不究标本，每著消痰之方，立消痰之论甚多，后人遵其法而用之，治之不验”的历史教训，对叶氏“善治痰者，治其所以生痰之源，则不消痰而痰自无矣”的评价，体现了叶天士治痰的学术思想。叶天士《临证指南医案》其中有关痰的阐述、治法、用药特色，立论精辟，启人深思。对指导临床颇具意义，兹述其要，以作探讨。

一、对痰郁病机证治的阐述

《叶案》中多处述及“痰火郁遏”“痰因气滞，热郁”“气滞痰聚”“郁痰，此郁虑已甚……”究其病因，有因痰而致郁，因郁而蒸痰，或“吸烟上热”的肺气郁遏，“酒肉肥甘”厚味蒸痰，热郁助壅，脾胃水湿凝聚，“气隧不得流畅”，是为痰病之动因。

纵观《叶案》，有痰火郁遏的“心悸震动”，痰凝胸中的“心痛怔忡”，痰热气滞的胸闷脘痞，热壅肺胃的“痰秽、呕逆”，痰火上逆的眩晕，痰火蒙窍的中风舌强。其他包括痰多郁结的“脘管窄隘”，久延噎膈；“痰多经络不利”的肢体病变；痰热内闭的“神愦如迷”；痰郁所致“躁动恍惚”等精神异常病证。

叶氏阐述“痰火郁遏”的观点，包括气滞、气逆、气郁、热郁、郁火等痰郁互为蒸变理论，提出痰证以“宣通郁遏”的治法纲领。其治法内容概括如下。

1. 清上宣通法

清上者，理肺也，肺主宣发、肃降、布散津液之功能，故气降则水行。若肺气不畅，抑或肺气虚则不能水精四布，而浊瘀凝聚，则痰热壅遏。宣通者，宣郁气滞，因郁遏伤肝，乘侮脾胃，脾胃水湿凝聚，转运失司，聚则生痰。《叶案·痰》谓“脾、肺、胃升降之机失度，致饮食输化不清……郁则气火不舒，而蒸变”为痰。叶氏认为“因痰火上蒙，津液不得上承”“上盛则下虚”故在治法上“宜清上宣通，勿进刚燥及柔腻之药”，药用半夏、石斛、橘红、黑山栀、郁金、生甘草、石菖蒲、竹沥、姜汁。若“寒水阴凝，心痛怔忡”致“痰饮聚气，欲阻致痛”用《外台》茯苓饮合桂苓汤，如人参、茯苓、半夏、桂枝、姜汁宣通上焦阳气，而使胸中清气得以旷达舒展。《叶案》中多处以竹沥、姜汁并用，深得丹溪“竹沥滑痰，非姜汁不能行其经络”要旨，体现了痰病治络的用药构思。

2. 清痰开郁法

叶氏认为“痰因气滞，热郁，治当清热理气为先”。气郁则聚湿生痰，痰郁则气滞为逆，故《叶案》中谓：“盖痰本饮食湿浊所化，人岂能禁绝饮食？”痰既为水谷津液所化，其所以流行聚止者，皆气为之也。庞安常说：“故善治痰者，不治痰而治气，气顺则一身津液，亦随之而顺矣。”叶氏对痰火郁遏、气滞吸烟上热、助壅，以川连清痰中之热，白术、枳实、厚朴理气畅中，茯苓、半夏化痰，故火降则痰清，气行则痰利。《叶案·噎膈》在噎膈证治方面，很注重清痰开郁，认为噎膈有因“忧思郁结”则“凝痰阻碍”“气滞痰聚日壅，清阳莫展，脘管窄隘，不能食物”，以川连、杏仁、桔梗、瓜蒌皮、半夏、橘红、竹沥、姜汁，苦以降之，辛以通之，清痰利膈。至于老年正虚阳微，酒食厚味，酿痰阻气，遂致胃失下行为顺之旨，脘窄不能纳物，用大半夏汤：半夏、人参、茯苓、姜汁、川连、枳实。《叶案·胃脘痛》：“阳微、痰滞、胃酸痛胀”用阿魏丸六分；“胃痛久而屡发，必有凝痰聚瘀”，治以紫金丹。足见对痰证之阐析精微，耐人寻味。

叶氏对因郁而致痰证，认为“此郁虑已甚，肝侮脾胃”，治以开郁化痰，药如半夏、郁金、石菖蒲、天麻、白蒺藜、橘红、茯苓等，若痰气未降，加白芥子。因肝阳用事，痰火上逆，耳鸣头晕，用二陈汤加天麻、钩藤、甘菊、羚羊角、瓜蒌皮以清肝化痰。

3. 清痰导湿法

在《叶案·痰》中“湿蒸热聚为痰”“湿热内蒸，痰火日盛”。因湿热阻遏气机，脾胃升降失司，聚则为痰，郁则为热，朱丹溪谓“湿生痰、痰生热，热生风”，致“气隧不得流畅”。临床如疮疡痈肿，肢节肿痛，目黄溲赤，或小便淋浊，叶氏认为“痰因热起，清痰为要”，用生茅术、黄柏、瓜蒌仁、山栀、莱菔子、川连、半夏、厚朴、橘红燥湿清热，因病后，厚味蒸痰以指迷茯苓丸化裁，如风化硝、茯苓、枳实、郁金等。《叶案·痰》中关于酒客之人，素本阴虚体质“湿热蒸痰”的盗汗、遗精证候，认为滋腻补方，绝非所宜，选用猪肚丸方。考《济生方》猪肚丸，以猪肚一个，黄连、炒小麦各五两，天花粉、茯苓各四两，麦冬二两，猪肚洗净，诸药为末，内入肚中，扎紧，蒸之极烂，捣和为丸，治消渴。

二、对痰火病机证治的发挥

叶天士对痰火的精辟论述，主要有三方面：一是从有形之痰与无形之火，认为“痰壅无形之火，火灼有形之痰，即热邪熏蒸津液而成痰，痰壅阻碍气道而生火”；二是从“肝胆火风，易于贯膈犯中，中土受木火之侮，阳明脉衰而变生痰火”；三是体质因素，《外感温热篇》“平素心虚有痰、外邪一陷，里络就闭”。其特征，风、火、痰燔灼蒸腾，“上蒙清窍”“耗血动血”“痰火阻络”或“温邪逆传膻中，热痰蔽阻空窍”，以及“痰潮神昏”临床可见痉厥、神昏、舌强不语、咯血呕血、呼吸不利，痛证、肢体偏痿等，多与痰火、痰瘀阻滞有关，总结治法特点，概括如下。

1. 泻火截痰

痰火有因六气化火的“五火燔燎，而肝胃阳尤甚，动怒抽掣为肝”。叶氏认为“痰火根深，非顷刻可除”以苦寒“薄味清里”泻火以截痰火蒸腾之源，所谓“折其上腾之威，使清空诸窍，毋使浊痰、壮火蒙窍”，用药如羚羊角、犀角、川连、郁金、山栀、北秦皮、牛黄、胆星、橘红、生石膏、寒水石、金箔等。

2. 芳香宣窍

如“痰热内闭”包括中风痰闭，痰火攻心的痉厥，证如昏昏如昧，神愦如迷。“视其舌伸缩如强、痰涎黏着”，叶氏认为“膻中为痰热所壅，以致心窍受蒙”，又说“若非芳香清透，不能宣通络中瘀痹”，药如天竺黄、丹参、郁金、茯神、石菖蒲，以犀角、麝香、冰片各生研细末冲服，清络热必芳香开里窍，以清神识。叶氏对热闭膻中，痰阻空窍常选用至宝丹、安宫牛黄丸、紫雪丹，认为芳香宣窍，作用迅速，而一般“消痰、清食清火，竟走肠胃，与病情隔靴搔痒”（《叶案·温热》）。这与当时没有快速给药途径，提出芳香宣窍，作用迅速，速速求治急、危、重症的创新卓识，确实难能可贵。

3. 宣通经隧

《叶案·痹》“经年累月，外邪留著，气血皆伤，其化为败痰，凝痰，混处经络”，药用当归须、地龙、穿山甲、白芥子、川芎、白蒺藜搜剔络中痰瘀。《叶案·中风》“经络为痰阻”临床表现肢体麻木不仁、舌歪、言蹇，叶氏主张“以宣经隧”，药用半夏、石菖蒲、广橘红、茯苓、胆星、枳实、竹沥、姜汁；若“舌络不和”肢体偏痿，“痰火上蒙”加羚羊角、桂枝、郁金；其“筋骨疼痛，痰火气阻”去郁金、竹沥、姜汁，加白蒺藜、钩藤。针对气虚痰瘀阻络，主以星附六君子汤，方用人参、茯苓、新会皮、香附汁、南星、白附子（姜汁炒）。

4. 甘寒润痰

痰乃津液所化，因“火灼有形之痰”，病久日深，“脂液暗耗”致上实下虚、本虚标实，表现舌本络强，呼吸不利，咯痰不爽，面热，咽干舌燥，甚则舌糜，舌质绛红。叶氏认为“甘寒生津，痰火风兼治”。常选用天冬、麦冬、长条北沙参、甜梨汁、芦根汁、青蔗汁、鲜竹沥、柿霜以生津润痰。叶氏对肺胃津伤，或肝肾阴虚的风火痰证，反复告诫，忌投攻风劫痰之品，可谓要言不烦。

三、摄肾固真乃治痰之本的学术见解

痰之本也，多在于肾。吴澄《不居集》说：“虚损之人，肾水未有不亏者也。肾亏则真阳不足而泛滥，真阴不足而沸腾……故宜先补肾，肾足则水无泛溢之虞，而端本澄源矣。”纵观《叶案》“摄肾固真，乃治痰之本”，其立论有“下虚不纳，浊泛痰秽”“真元少藏”，或“禀质为阳，不受刚燥”。总结叶氏治疗肾虚痰证有以下几点。

1. 摄肾纳气

因肾虚不纳，痰浊上逆，且痰有秽气，用熟地、胡桃肉、炒杞子、炒牛膝、石斛、茯神助肾纳气化痰。

2. 益阴和阳

因肺肾两虚，兼痰扰心神，所致心悸，“躁动恍惚”议用静药益阴和阳。如人参、熟地、天冬、金箔。特别是金箔在三才汤中起震慑安神之功。

3. 益肾凉肝

叶氏认为“肝为刚脏，而肾脏恶燥”，因肾阴不足，如

《叶案·中风》中："真气少藏，阳挟内风旋动，以致痱中，舌边赤，有苔滞，忌投攻风劫痰，益肾凉肝，治本为法，用生地、玄参、麦冬、石斛、远志、石菖蒲、蔗浆。"

4. 标本兼治

《叶案·痰》汪姓"痰火上盛，肾气少摄"，以羚羊角、半夏、茯苓、橘红、山栀、郁金、苦丁茶清肝化痰治其标，以熟地、苁蓉、杞子、五味子、线鱼胶益肾填精治其本。对上有痰饮盘踞不化的上实下虚之痰证，其精血为痰所暗耗的肾肝精血亏虚，治以益肾润肺、精血互补，如燕窝胶、甜梨膏、人参、黄芪、麦冬、山药、茯苓、白术润肺益脾，以鹿胶、羊肾、淡苁蓉、故纸、青盐温肾填精。华岫云在《叶案》中谓"因肝肾虚而生痰者，则纯乎震慑固补，此真知治痰之本者矣"，体现了叶氏治痰求本的学术观念。

总之，叶天士治痰学术思想，无论在急、危、重症的心、脑、肺、肾等病，抑或痰瘀相关的疑难杂症，重温叶氏对痰的精辟论述及用药特色，对于指导临床，拓宽治痰思路，有着不可低估的学术价值。

（本文发表于《中医杂志》1995年第36卷第12期）

第五节　五郁病机证治初探

摘要：五郁理论，源于《内经》，经历代医家扩充、发挥，丰富了中医的治则内容。本文就五郁含义、病机及治法特点结合个人体会，作一探析。

关键词：五郁 / 中医病机　五郁 / 中医治法　中医学术发掘

《内经》言五郁，即木郁、火郁、土郁、金郁、水郁，后世医家从五运之气、五郁之发与人体五脏相应，进一步阐述了五郁病机及治法特点，成为中医理论中以脏腑为核心的辨证论治体系中的重要内容之一，在临床中有着不可忽视的指导作用。

一、五郁含义及病机

《素问·六元正纪大论》曰："郁之甚者，治之奈何。岐伯曰：木郁达之，火郁发之，土郁夺之，金郁泄之，水郁折之，然调其气……"关于五郁的命名，明代孙一奎云："夫五脏一有不平则郁。""木郁者，肝郁也；火郁者，心郁也；土郁者，脾郁也；金郁者，肺郁也；水郁者，肾郁也。"自唐代王冰释五郁："木郁达之，谓吐之令其调达也；火郁发之，谓汗之令其疏散也；土郁夺之，谓下之令无壅碍也；金郁泄之，谓渗泄解表，利小便也；水郁折之，谓抑制其冲逆也。”元代王安道对太仆之释持不同见解，并扩充了五郁治法内容。他在《医经溯洄集·五郁论》中云：“夫五法者，经虽为病由五运之郁所致而立，然扩而充之，则未尝不可也。”王履对五郁病机认为：“凡病起也，多由乎郁，郁者，滞而不通之义，或因所乘而为郁，或不因所乘而本气自郁，岂惟五运之变能使然哉？”王氏从五行传变规律，阐述脏腑组织功能失调致郁，而脏腑功能失调必然导致生克制化关系失常，即太过与不及，一脏受病，可波及他脏受病，亦可由他脏受病传给本脏，因所乘而为郁。丹溪倡六郁之说，后世医家将六郁和五郁理论各立门户，认为内经五郁，以五行命名，为五运之郁；丹溪六郁，以七情为病，以气郁为先。明清以降，对内经五郁，虽有诸家之释，然张景岳对其病因、病机、治法特点，述之颇正，其说：“天地有五运之郁，人身有五脏之应，郁则结聚不行，乃至当升不升，当降不降，当化不化，而郁作矣。故或郁于气，或郁于血，或郁于表，或郁于里，或因郁而生病，或因病而生都。”六淫、七情皆能致郁，《临证指南医案》：“六气著人，皆能郁而致病。如伤寒之邪，郁于卫、郁于营，或在经、在腑、在脏。”诸如湿热疮，暑湿之邪蕴结三焦的气机失宣，瘟疫之邪，客于募原的阳热拂郁、寒热迭起。再如痹证，风寒湿之气杂感，郁遏经络，气血失于流畅，不通则为病，为拘。至于情志之郁，景岳认为“总由乎心”，并概括为“怒郁、思郁、忧郁”，如怒郁者，邪在肝、损在脾；思郁者，思则气结结于心而伤于脾，郁甚可为咳喘、失血，为噎膈、呕吐等。忧则气沉，必伤脾肺，惊则气乱，恐则气下，必伤肝肾。

二、五郁病证及治法

1. 木郁达之

木郁达之，贵在疏肝理气。肝主疏泄，性喜调达，若疏泄失职，致气郁、气滞、气逆，证为胁胀痛、腹胀、嗳气、纳减等，是慢肝、胆囊炎、胃炎、胃神经官能症、痛经等疾患主要见证，常以柴胡疏肝散、金铃子散、逍遥散化裁。肝以血为体，以气为用，因体用失调，又可流窜入络，故疏肝理气之中，酌加养血、和血之品，如归须、茜草、丹参、广郁金等，肝之疏泄，赖肾水以涵养，若肝郁化火、阳亢风动，甚则眩晕暴仆，治当实则泻其子，如丹皮、炒山栀、夏枯草等。虚则补母，如生地、枸杞子、白芍等，肝阴不足，疏泄无权，投一贯煎方，或加川楝子、绿萼梅、白蒺藜等疏肝而不伤阴。《鲟溪医论》:“所谓木郁达之者，达，畅达也，故在表者，当疏其经；在里者，当疏其脏，但使气得通行，皆谓之达。”

2. 火郁发之，旨在升散清降

火郁一名，自《素问·六元正纪大论》提出，当时并未引起重视，唯刘完素对火热郁结颇有研究，《素问玄机原病式》曰:“所谓热甚则腠理闭而郁结也。”“故热则闭塞而不通畅也。”河间“火热致郁”论是对“火郁发之”在火热病机最好的阐述，认为火性炎上，疾速、夹痰、夹湿、夹瘀、动血，故以制双解散发火郁而清里热，对后世温病学派很有影响。考东垣用“升阳散火汤”益中气而发火郁。河间着眼于外感，风寒郁而化热。东垣着眼于内伤，抑遏阳气于脾胃。

以升麻、柴胡、羌活、防风、葛根、独活升阳散火，火散则热退；用生甘草、白芍酸甘化阴，以收耗散之津液；用人参、炙甘草甘温以补中气之虚弱。孙一奎在火郁治法中以黄连解毒汤、导赤散、八正散三类引而下之，为火郁发之，另辟蹊径。清代杨粟山制升降散，主治阳气被遏，升降无权，火郁不发。此方具有畅气机，调升降，通腑实，宣郁火，实对火郁证治独树一帜。

3. 土郁夺之，疏郁脾胃气机

脾胃同居中焦，为水谷生化之源，脾为阴土，胃为阳土，一升一降，共同完成水谷之代谢。若运化失司，升降失职，郁滞自从中生。临床以脘腹胀满、纳呆、呕吐、便结、泄泻等为主证。治疗原则是理脾和胃、疏畅气机，常选香砂平胃之方，夹湿以藿朴夏苓、三仁汤芳香理气化湿。若病久脾虚，当予香砂六君健脾理气化湿；偏寒湿，投实脾饮温阳化湿；偏湿热，香连丸；若腹满胀痛，大便秘结，用承气汤类。“土郁夺之”总的作用机制恢复中焦脾胃运转功能，使清能升，浊能降，大气一转，正复邪除。

4. 金郁泄之，启郁肺气之枢

肺为华盖，位居上焦，主一身之气，司呼吸出入，为气机升降之枢纽。《内经》云：“诸气膹郁，皆属于肺。”若肺失宣肃，郁遏肺气，临床常见咳、痰、喘、肿等多种病证，如宣肺解表，泄郁平喘的麻黄汤，宣肺化饮的小青龙汤，降气化痰的苏子降气汤，更有热邪迫肺，取麻杏石甘汤开肺泄热，甚则凉膈散泄腑以安脏。若痰热郁闭，气道受阻，常选贝母、瓜蒌、胆星、竹沥、猴枣散，清心豁痰，开窍熄风，以畅气道。治水肿，古人立“提壶揭盖”法，如麻黄连翘赤小豆饮，越婢加术汤，以麻黄宣肺开郁，气畅水行，从而可尽通调水道之职而收消肿之功。

5. 水郁折之，温肾以抑水邪

肾为水脏，寓藏元阴、元阳，蒸腾气化，职司开合。若肾阳不足，土不制水发为水肿，甚则心肾阳虚，水邪上逆，凌心犯肺，常见浮肿少尿，动则气喘，甚则喘悸厥脱。孙一奎：“水郁者，肾郁也。折者，决折之谓也。”古有肾无泻法之说，有失偏颇，六味地黄三补三泻，以杜水邪为患，金匮肾气丸用附、桂温肾阳，以助气化之功。若心肾阳虚，选真武汤、茯苓四逆汤温肾阳而折水邪。若肾虚浮肿，取济生肾气方，屡验不爽。叶天士通阳利尿，意在调畅气机，开展气化。若水道闭阻，防成隆闭、关格，宜通关利窍，如滋肾通关散，或加化瘀通络之品，药如山甲、桃仁、琥珀、丹参等，其效益佳。

综上所述，《内经》虽有达、发、夺、泄、折五郁之治，主要从五脏生理特点出发，然而施治中还应考虑到本脏与其他脏腑的生克传变关系，抑其太过，扶其不及，防其传变，如仲景“见肝之病，知肝传脾，当先实脾”的预防性治疗措施，值得借鉴。无论六淫之郁、七情致郁，皆能耗伤人体的正气，在《内经》论五郁治法中“然调其气”是告诫医家临床辨证中须察病邪之深浅，审五脏之虚实而调之，这样，才能真正地体现五郁治则的学术价值。

本文发表于《陕西中医》1996年第17卷第2期

第六节　论肺主治节

肺主治节，源自《素问·灵兰秘典论》：肺者，相傅之官，治节出焉。治节，治理、调节之意。张介宾对其的解释是："肺主气，气调则营卫脏腑无所不治，故曰治节出焉。"本文拟从肺对气、对血、对水的治节及治疗提出管见，并分而述之。

一、肺对气的治节

肺主气，司呼吸，为五脏六腑之华盖。人体经脉营卫气血，上归于肺，所谓内经称之为"肺朝百脉"由肺之宗气（又称大气），呼吸出入升降，将化生之精气有节治地输送到五脏六腑、腠理、经络、肌肤、皮毛，最终气血运动于动态平和之中，所谓"气归于权衡，权衡以平"，可见"气口成寸"，故诊寸口脉，以测体内气血、脏腑之寒热虚实、病邪深浅，为后世历代医家之所宗。

在肺气病机方面：

（1）"肺为华盖，其位最高，邪初犯肺，如风寒、风热。以宣散、发表、寒则表实麻黄汤，表虚桂枝汤，热则桑菊饮、银翘散等。"若肺气不宣，咳嗽、咳痰，肺气郁遏，外有表寒，内有郁热，麻杏石甘汤，清热宣肺，以及泻白散清宣肺气，杏苏散宣散风寒。程钟龄以“止嗽散”治诸般咳嗽，方中桔梗、荆芥、紫菀、百部、白前、甘草、陈皮收效益佳。

（2）古云“肺为贮痰器，脾为生痰之源”，咳嗽每多夹痰，风寒袭肺，肺失宣肃，郁则生痰。“二陈汤”为治痰之要方，伴气虚“夏陈六君汤”（即四君子汤加半夏、陈皮）。咳、痰、喘，每多与肺相关，咳喘，有虚实之分。对于外有表寒、内有水饮，证见恶寒、发热、头痛、肋痛、咳嗽、干呕，选“小青龙汤”以散寒宣肺，温阳化饮。方中麻黄、桂枝、芍药和营解表，干姜、细辛、半夏温阳化饮，五味子收敛肺气，甘草调和诸药。古有病痰饮者，当以温药和之，选用苓桂术甘汤，方中茯苓、桂枝温阳化饮，白术、甘草健脾补虚。

（3）肺、脾、肾虚，治节失职。按五行学说，肺属金，脾属土，肾属水，肝属木，心属火。肺与脾的关系：肺金、脾土，土（脾）生金（肺）；肺和肾的关系：金（肺）生水（肾）；肾与肝的关系：水（肾）生木（肝）；肝与心的关系：木（肝）生火（心）；心与脾的关系：火（心）生土（脾）。除了五行相生，尚有五行相克的制约关系，即金（肺）克木（肝），木（肝）克土（脾），土（脾）克水（肾），水（肾）克火（心），火（心）克金（肺）。

①肺气虚。常见胸闷、气短、自汗、疲倦乏力、少气懒言、呼吸无力。治则：补肺益气。选方：四君子汤（党参、茯苓、白术、甘草）、玉屏风散（黄芪、防风、白术）。

②肺阴虚。常见干咳少痰、潮热、盗汗心烦、失眠、口干咽燥、颧红。治则：养阴润肺。选方：生脉饮、黄连阿胶汤、紫菀汤等化裁，药如生晒参、天冬、麦冬、五味子、阿

胶、白芍、生地黄、知母、玉竹、贝母、桔梗等。

③脾肺气虚证。除肺气虚证候外，伴面淡黄、神疲倦怠、纳少便溏、咳痰、气短等症。治法：培土生金法。选方：参苓白术散、太子参、茯苓、白术、陈皮、扁豆、桔梗、甘草。培土生金法又称虚则补母，脾（土）为肺之母。

④肺肾阴虚证。母病及子，肺属金，肾属水，除肺阴虚证候，常见干咳气短、动则气喘、胸闷心虚，甚则咳痰咯血、潮热盗汗、颧红、心烦失眠等。治则：金水相生法。金生水，肺（金）为肾（水）之母。选方：百合固金汤、麦味地黄汤。药物：百合、生地黄、熟地黄、麦冬、五味子、元参、贝母、桔梗、甘草。

肺为娇脏，不耐寒热，肺主上焦，治上焦如羽，非轻不举。初期咳痰，恶风、寒、热，宜宣散清肺，化痰止咳。肺与大肠相表里，肺热炽盛，便秘，腑气不通，酌情清火通便，亦为泻腑安脏之法。肺之疾，按五脏生克理论，若影响心，肝、脾、胃，当按五行学说，虚则补其母，实则泻其子，即补不足而泻有余，又将另当别论。总之观其脉证，知犯何逆，随证治之。

肺主出气，肾主纳气。

古云：肺为气主，肾为气之根。关于哮喘，有实喘治肺、虚喘治肾之说。

辨证施治：哮喘以呼吸急促，甚至张口抬肩为其特点。临床辨证首应审其虚实而施治，实喘呼吸深长有余，呼出为快，气粗声高，脉象数而有力，病势骤急，其治在肺，主予祛邪以畅气道。虚喘呼短促难续，深吸为快，气怯声音低微，脉象微弱或浮大中空，病势徐缓，时轻时重，过劳即甚，治重于肾，主予摄纳肾气。

治法：

①实喘散寒宣肺平喘。麻黄汤、三拗汤加减，方中麻黄、桂枝宣肺解表以散风寒，杏仁、甘草、白芍，或加苏子、制半夏、化橘红以宣肺平喘。其肺有郁热选麻杏石甘汤、定喘汤，宣肺平喘、清热化痰。

②虚喘肾虚。喘促日久、呼多吸少，动则喘息更甚，形体虚惫、气不得续、汗出面青唇绀、肢冷、舌质淡、脉沉细。

治法：补肾纳气。主方:《金匮》肾气丸加味，六味地黄滋肾阴，桂、附温肾纳气，则喘息可平；或参蛤散纳气养肺，酌加紫河车、麦冬、五味子、补骨脂、核桃仁等。

二、肺对营卫气血的治节

肺主气，心主血，故有心营肺卫、心血肺气相佐之说。肺主治节，并调节人体全身气血营卫，使气血、津液输布于表里上下，发挥其滋润营养作用。若肺失治节，腠理不能致密，开阖失调，腠理发泄、自汗、盗汗，气血津液失充，皮毛憔悴枯槁，营血不能内守，卫外功能低下。古有汗血同源之说，笔者临床上对于肺虚自汗，常见胸闷气短、身疲倦怠、洒然恶风、易感，选用玉屏风散，甚则桂枝龙牡合生脉散，药如生黄芪、党参、桂枝、白芍、龙骨、牡蛎固表止汗。古人云汗为心之液，在外为汗，在内为血。对于阴虚盗汗每至半夜至鸡鸣，阴阳寒热交争、肺失治节而出汗者，选当归六黄汤加减，其效益佳。方中净麻黄根、当归、生黄芪、生地、熟地、黄芩、川连、黄柏、浮小麦、红枣滋阴补气，清肺固表以止汗。

1. 肺痿

肺痿，指肺叶枯萎不荣或萎弱不用，以咯吐浊唾涎沫为主证。肺痈指肺部形成脓疡，以咳嗽、胸痛、吐痰腥臭，甚则咯吐脓血为主证。两者以资鉴别。

（1）肺痿。

《肺痿肺痈咳嗽上气病脉证治第七》云：“问曰：热在上焦者，因咳为肺痿。肺痿之病，从何得之？师曰：或从汗出，或从呕吐，或从消渴，小便利数，或从便难，又被快药下利，重亡津液，故得之。”

主证：咯吐浊唾涎沫，其质稠黏，咳声不扬，气急喘促，口咽燥渴，形疲消瘦，皮毛干枯，舌干红，脉虚数。

治法：滋阴、清热、润肺。

方药：麦冬汤：①方用人参、麦冬益气生津，甘草、粳米甘补缓中。增入半夏一味，下逆气，止浊唾，以辛燥之品，佐润燥之功。如肺燥不复，可用清燥救肺汤。②清热润燥。津伤甚者，加沙参、天冬、玉竹，潮热加银柴胡、鳖甲、地骨皮。

（2）肺气虚冷证，即《金匮》“肺中冷”之候。

主证：吐涎沫，其质清稀量多、不咳不渴、头眩短气、形寒、神疲乏力、纳减、小便数、舌质淡、脉虚弱。

治法：温肺益气。

方药：甘草干姜汤加味。方以甘草为君，用量倍于干姜，取甘守津回之意。干姜温肺脾，使气化生津，水谷归于正化，则吐沫自止。大病前后喜唾者，主以理中汤意略同，因此甘草干姜汤中，可加入白术、人参、大枣、茯苓之属，则效力更佳。

总之，肺痿是内伤疾病，切勿使用峻剂，以驱逐痰涎。《医门法律》:“肺痿属虚，决不用峻法，大驱涎沫，以图速效，反促其速毙。”

2. 肺痈

肺痈的主要成因为外感风热病毒，熏蒸于肺，蓄热内蒸，肺受热灼，气失清肃，热壅血瘀，郁结成痈，血败化脓。即《金匮》所谓:“风伤皮毛，热伤血脉，风舍于肺……热之所过，血为之凝滞，蓄结痈脓。”

主证：

（1）初期

咳嗽、胸痛，咳则痛甚，呼吸不利，痰黏量少，口燥，恶寒发热，舌苔薄黄，脉浮滑而数。

治法：清肺散邪。

方药：银翘散加减，方中银花、连翘、芦根、甘草、桔梗、牛蒡子清肺泄热解毒，豆豉、薄荷等解表，头痛加桑叶、菊花，咳嗽加杏仁、贝母。

（2）成痈期

主证：咳逆上气，甚则喘满，胸闷疼痛，转侧不利，咳吐脓痰，其味腥臭，热势增重，时时振寒，继则但热不寒、有汗，口干咽燥而不渴，烦躁，胸中甲错，舌苔黄腻，脉滑数或数实。

治法：清热、解毒、化瘀。

方药:《千金》苇茎汤。方中苇茎清肺热，薏苡仁仁、冬瓜仁、桃仁化浊行瘀，并可加银翘以清热解毒；热盛加黄芩、黄连、山栀；热毒瘀结，痰味腥臭者，合犀黄丸以解毒化瘀；胸胀喘满，咳吐浊痰量多，加葶苈大枣泻肺汤以泻肺去痈。

（3）溃脓期

主证：咯吐脓血，或如米粥，腥臭异常，胸中烦满而痛，甚则喘不能卧、面赤身热、烦渴喜饮、舌苔黄腻、质红、脉滑数。

治法：排脓解毒。

方药：济生桔梗汤加味。本方可与《千金》苇茎汤配合，再加银花、连翘、金荞麦、鱼腥草等清热解毒排脓之品。

3. 咯血

咯血即因肺络受伤所引起的病症。咯血由肺而来，必经气道咳嗽而出，痰血相兼，或痰中带血丝，或纯血鲜红，间夹泡沫。

（1）风热伤肺

主证：咽痒咳嗽，痰中带血，口干舌燥，或伴身热、舌红、苔薄黄、脉浮数。

治法：清金润肺，宁络止血。

方药：用桑杏汤、泻白散，止血者加蒲黄炭、白茅根、藕节、茜草炭等，降痰加贝母、茯苓，降气加杏仁、苏子，补血加当归、生地。

（2）肝火犯肺，又曰木火刑金

主证：胸胁牵痛，咳嗽痰中带血或见纯血鲜红；烦躁易怒，大便干燥，小便短赤，舌质红，苔薄黄，脉弦数。

治法：清金泻木，和络止血为主。

方药：咳血方、百合固金汤，如藕节、竹沥、仙鹤草、参三七等；如血出如涌，其色鲜红，宜清热凉血，用犀角地黄汤，犀角多用水牛角代替；便结者，加少量制大黄、鲜生地；若气短自汗、颧红、脉细数等亡阴之证，以独参汤、生脉饮加龙骨、牡蛎。

三、肺对水的治节

肺对水液代谢的调节作用。人体的水液代谢在生理活动中具有十分重要的作用，它主要包括水分的摄入、在体内的传输利用和代谢后水液排泄等几个环节，是由肺、脾、肾、三焦及膀胱协同合作完成，故《灵枢·本输》曰："少阳属肾，肾上连肺，故将两脏。三焦者，中渎之腑也，水道出焉，属膀胱，是孤之腑也。"

1. 肺主宣发，调节汗液的排泄

排泄汗液是人体水液代谢的一部分，有人估计，每人每天通过汗液排出的水分达400毫升以上，而排汗功能的调节主要在于肺。肺主宣发，不但将水谷精微和津液宣散于全身，而且主司腠理开合，使散布到体表的津液通过汗孔以汗的方式排泄于体外。《灵枢·决气》说："腠理发泄，汗出溱溱，是谓津。"在病理情况下，肺的宣发功能失常，则排汗发生异常，甚至有时会引起水肿、小便不利等病变。《灵枢·水胀》云："水始起也，目窠上微肿，如新卧起之状。"对此，亦常用发汗的方法，如张仲景用越婢汤、麻黄连翘赤小豆汤，治疗风水证、初期面部水肿，如急性肾炎等。

2. 肺气肃降，可维持水道通畅

水道，是指体内水液运行布散、升降出入、排泄的道路。水道畅达通调，是维持水液代谢平衡的重要条件。肺气肃降，不但能将吸入之清气下纳于肾，而且可以将体内的水液不断向下传输，变化成尿液排出体外。正如《素问·经脉别论》说："饮入于胃，游溢精气，上输于脾；脾气散精，上归于肺；通调水道，下输膀胱。水精四布，五经并行。"中医阐述脏腑整体，因此发病机理上，肺、脾、肾三者是相互联系、相互影响的。正如明代医家张景岳所说："凡水肿等证，乃肺、脾、肾三脏相干之病。盖水为至阴，其本在肾；水化于气，故其标在肺；水惟畏土，故其治在脾。今肺虚则气不化精而化水，脾虚则土不制水而反克，肾虚则水无所主而妄行。"临床上，"痰饮""肿胀""水肿"为病，因肺失宣发、肃降。用以宣畅肺气，温通宣发，方如小青龙汤、防己黄芪汤。脾失转输，土不制水，当以益气健脾，温阳利水。张仲景说"病痰饮者，当以温药和之"，如苓桂术甘汤、五皮饮等崇土制水。肾之蒸化失职，阳虚水泛，当温补心肾之阳，如真武汤、金匮肾气丸等。

第七节 肺癌的中医药治疗

1. 概述

肺癌系指原发于支气管黏液腺、细支气管上皮及肺泡上皮等恶性肿瘤，又称支气管肺癌。有关资料统计表明，20世纪80年代世界发达国家中肺癌发病率位居第一位，在发展中国家列为第二位

肺癌，中医古典医籍有“肺积”“痰癖”的记载。《难经》：“肺之积，名曰息贲。”又曰：“积者，阴气也，其始发有常处，其痛不离其部，上下有所终止，左右有所穷处。”《诸病源候论》：“痰癖者，由饮水未散，在于胸府之间，因遇寒热之气相搏，沉滞而成痰也。”“有时而痛，即谓之痰癖。”从临床证候以咳嗽、少痰、咯血、形体羸瘦、低热，当属“肺痿”“虚劳”之范时。《诸病源候论·虚劳咳候》：“虚劳而咳嗽者，脏腑气衰，邪伤于肺故也。久不已，令人胸背微痛，或惊悸烦满，或喘息上气，或咳逆唾血。”《外科正宗》：“久嗽劳伤，咳吐痰血，寒热往来，形体消削，咯吐脓痰，声哑咽痛，其候转为肺痿。”

2. 临床表现

肺癌的早期症状为咳嗽、胸痛、咯血、发热，伴全身疲倦、乏力、消瘦、贫血、食欲不振及气急等，以咳嗽和血痰

为常见的早期症状。咳嗽多为阵发性刺激呛咳，无痰或有少量黏液痰。咯血常见持续性或间断性的反复少量血痰，偶尔有大咯血。胸痛一般多为隐痛不适。本病在病程中可因肿瘤压迫或侵犯邻近组织而出现声音嘶哑、头面部及上肢水肿，锁骨上窝淋巴结肿大，晚期可出现脑、肝、骨转移等相应临床表现。

肺癌的病因至今不完全明确，大量资料表明致病因素主要包括吸烟（包括二手烟）、空气污染、电离辐射、饮食与营养、遗传与基因、既往肺部疾病、职业接触。比如，工作环境中存在氡气、石棉、砷、铬、煤焦油、芥子气、二氯甲基醚等致癌因子，导致肺癌发生的危险性增加。

3. 诊断

病因诊断：年龄 40 岁以上，有吸烟等嗜好；

症状诊断：持续性呛咳，反复痰中带血，肺部局限性炎症反复发作，肺结核病灶在积极抗炎及抗结核治疗中无效或病灶反趋增大者，短期内出现呼吸困难、头颈部浮肿、颈及胸壁静脉怒张等上腔静脉压迫征及声音嘶哑者，均属高度可疑肺癌。

肺癌诊断的决定性方法是 X 射线检查，包括胸透、正侧位胸片、体层摄片和 CT、磁共振（MRI），其优点有高度的密度分辨率，确定肿瘤侵犯范围及远处转移情况，如纵隔、淋巴、脑、骨、肝、肾上腺等。痰液脱落细胞学检查是目前诊断肺癌的重要方法之一，已被广泛用于肺癌的诊断或普查，且可确定细胞病理类型（鳞癌、腺癌、未分化癌），其分型阳性符合率国内为 70% ~85%。纤维气管镜检查，不但可以直接观察气管、支气管受压情况，还可以在病灶处间取痰液，活检做病理细胞学检查，对中央型肺癌诊断价值较大。此外，对肿大的浅表淋巴结（锁骨上、腋下）及皮下结节，可做穿刺或病理切片活检确诊。

4. 辨证论治

（1）肺积毒瘀证

干咳或呛咳，咳痰稠黏，胸肋背痛，持续发热，咽干纳减，神疲乏力，舌苔薄黄，脉弦涩。

治法：清肺化痰，解毒散瘀。

方药：玄参15g，桔梗9g，银花15g，连翘9g，黄芩9g，山豆根9g，全瓜蒌15g，象贝母9g，杏仁9g，制半夏9g，夏枯草30g，鱼腥草30g，三棱9g，莪术9g。

（2）脾肺气虚证

咳痰气喘，痰多浊沫，胸背隐痛，神疲纳减，易汗，气怯声低，面色淡黄，大便时溏，舌淡或淡紫，苔白滑，脉虚软兼滑。

治法：益气养肺，软坚散结。

方药：党参30g，黄芪30g，百合30g，白术9g，茯苓12g，炒薏苡仁30g，冬虫夏草9g，白花蛇舌草30g，夏枯草15g，蜀羊泉15g，昆布15g，大贝母12g，海浮石20g，牡蛎20g，山慈菇9g（先煎）。

（3）瘀伤肺络证

干咳少痰，痰带血丝，胸中刺痛，咯吐鲜血，咽干，心烦易躁，低热声嘶，夜间咳剧，形体消瘦，舌质暗红，苔薄黄，脉弦细数。

治法：清肝润肺，宁络止血。

方药：南沙参、北沙参各 15g，天冬、麦冬各 15g，生地黄、熟地黄各 15g，百合 30g，诃子肉 15g，海浮石 30g，川贝母 6g，青黛 9g（冲服），白及 12g，蒲黄炭 12g，炒山栀 9g，仙鹤草 30g，参三七 2.5g（冲服）。

（4）肺肾阴虚证

干咳少痰，咯血，潮热，盗汗，气急，咽干嘶哑，形瘦骨痛，胸肋刺痛，舌质红绛，脉细或细数。

治法：益气养阴，润肺化痰。

方药：西洋参 15g，麦冬 15g，五味子 9g，生、熟地黄各 1g，蛤蚧 1 具，阿胶 g（烊化）、龟板胶 9g，鳖甲 30g，冬虫夏草 9g，百合 15g，川贝母 6g，鲜竹沥、参三七各 2.5g（冲服）。

5. 讨论

中医对本病的致病因素不外正虚、邪侵。正虚指五脏亏虚，阴阳气血失调，生活嗜好不当，或情志失调，早在《内经》就有“劳则气耗”“思则气结”“悲忧伤肺”的论述。其次是体质、年龄因素。如《内经》说“年四十，而阴气自半也”，故本病一般好发于 40 岁以上者，且男性居多。邪侵，指六淫毒邪，乘虚犯肺，因肺为娇脏，其位最高，为五脏之华盖，清虚而不耐寒热。若肺气虚而清肃，下行失职，卫外不固，邪毒乘肺，导致肺气阻郁，宣降失司，气机不畅，血行受阻，脾肺失于输布，气滞痰凝，瘀血，酿成肺部积块。或痰疫毒热胶结，瘀阻肺络，化火灼伤肺津，肺络受其煎熬，可见干咳、咯血、咽干、胸肋刺痛。若脾肺气虚，气血日亏，形体消削。其肺肾阴虚，真阴耗竭，则潮热、盗汗、咯血、喘促、声嘶。因肾精不充，骨髓百脉空虚，积毒、凝痰化为败血，混处经络，不通则痛；或髓海不足、脑脉失养、痰浊蒙窍，致上实下虚、神识异常等症。总之，肺癌总的病机，五脏虚衰，气血、精津暗耗为本，局部病灶，邪毒害肺为标。

对于肺癌的治疗，结合西药化疗、放疗，中医中药依据辨证论治原则，施以清热解毒，破积散瘀，软坚化痰，扶正培本，谨察阴阳之虚实而调之；参以食疗、精神情绪之调养，可以祛病延年。根据中医整体调节及中药药理，上述方药具有杀伤癌变细胞的作用，防止癌细胞扩散，减轻放、化疗副作用，保护和提高体内免疫活性细胞，达到延长生存期的效果。

6. 典型病例

赵××，男，66岁，退休石油工人。首次入院日期：1989年3月5日；住院号：595。患者1988年起咳嗽，间断性血痰，经胸片检查：右上肺密度增高的片状影伴右上肺不张；诊断：肺癌早期。投以百合固金汤，咳血方加白花蛇舌草、蜀羊泉、石上柏等，咳痰、咯血基本控制。一年来经调治，偶见血痰，照常行走。1990年4月，因夜间胸痛，经山东某石油医院气管镜及病理检查：小细胞肺癌。经化疗后食欲减退，于1990年5月22日来我科诊治，症见咳嗽、咳痰、胸背酸痛、纳减神疲、舌淡紫、苔薄腻。证属脾肺气虚，予以参苓白术散加白花蛇舌草、夏枯草、石见穿、昆布各30g，象贝母15g，山慈菇10g。经调治2月，病情基本稳定。

1993年6月27日，咯血1周，伴胸背、髋部疼痛而收治入院。追询病史，患者曾服外地私人专治癌症之方，查药味 50 种之多，皆麻、桂、附、羌、虫类等攻坚破血、辛热燥烈之品。胸片：右上肺大片状密度增高影，右肺门影消失，骨盆平片，左白及左股骨颈见虫噬样骨质及吸收区，小骨盆变形；诊断：小细胞肺癌伴骨转移。刻诊：咯血色鲜红，胸胁下肢酸痛，潮热骨蒸，形体瘦削，舌质紫降，脉细。证属肺肾阴虚，肝火灼肺，先投滋肾润肺、凉肝止血之品：西洋参 10g，南沙参、北沙参各 15g，天冬、麦冬各 15g，生、熟地黄各 10g，诃子肉 15g，青黛 9g，川贝母 6g，参三七 2.5g（冲服），白及 15g，仙鹤草 30g，炒阿胶 10g，海浮石 30g，淮牛膝 10g，冬虫夏草 9g。服药 5 剂，咯血渐止，继以益肾填精，软坚化痰，调治 3 个月后出院。

第六章　医案辑要

（一）医话：四时感冒杂谈

《内经》记载："天有四时五行，以生长收藏，以生寒暑燥湿风。"就感冒一病，则四时不同，依据四时病邪特点，辨证、施治、处方用药当然不同。现在各种感冒片、冲剂，人人皆用，不加辨证，看不到疗效。由于四时病邪性质各异，反映的证候不尽相同，如风、暑、火为阳邪，湿、燥、寒乃阴邪，邪初犯表，恶寒发热，鼻塞头痛，咽痛咳嗽等症，仲景无汗脉，浮紧，认为伤寒表实，主以麻黄汤，发汗解表；自汗、恶风、脉浮缓属表虚，主以桂枝汤调和营卫以解表。方药对证，一剂而解。后世医家不断充实，更加丰富了辨证论治理论，如《肘后方》的葱豉汤，张元素的九味羌活汤，宋《和剂局方》中的香苏饮、三物香薷饮等辛温解表方剂，清吴鞠通《温病条辨》中的桑菊饮、银翘散等辛凉解表的方剂。更有扶正解表如钱乙的人参败毒散，《伤寒六书》的再造散助阳益气、发汗解表，以及《通俗伤寒论》中的加减葳蕤汤滋阴解表等。

（二）附方

1. 麻黄汤（《伤寒论》）：麻黄　桂枝　杏仁　甘草

2. 桂枝汤（《伤寒论》）：桂枝　芍药　甘草（炙）　生姜（切）　大枣

3. 葱豉汤（《肘后方》）：葱白　豆豉

4. 九味羌活汤（张元素《此事难知》）：羌活　防风　细辛　川芎　白芷　生地黄　黄芩　甘草

5. 香苏散（《和剂局方》）：紫苏叶　制香附　陈皮　甘草

6. 香薷散（《和剂局方》）：香薷　白扁豆　厚朴（去粗皮，姜汁炙熟）

7. 桑菊饮（《温病条辨》）：桑叶　菊花　杏仁　连翘　薄荷　苦桔梗　甘草　苇根

8. 银翘散（《温病条辨》）：连翘　银花　苦桔梗　薄荷　竹叶　生甘草　荆芥穗　淡豆豉　牛蒡子

9. 败毒散（《小儿药证直诀》）：柴胡　前胡　川芎　枳壳 羌活　独活　茯苓　桔梗（炒）　人参　甘草

10. 再造散（《伤寒六书》）：黄芪　人参　桂枝　干草　熟附子　细辛　羌活　防风　川芎　煨生姜　大枣

11. 加减葳蕤汤（《重订通俗伤寒论》）：生葳蕤　生葱白　桔梗　东白薇　淡豆豉　苏薄荷　炙甘草　红枣

（三）医案

1. 暑湿外感

张某　男　51岁　1964年7月诊

三天前曾因劳动下水，昨晚感头痛，寒战发热，伴身疼身重，心烦口微渴，无汗，热势鸱张，来院就诊，查体温39.5℃。自述头重身倦，胸闷，泛恶，不思饮食，大便微溏，小便黄，舌薄苔黄而腻，脉濡数。辨证：暑邪伤气，挟湿遏表。治法：清暑化湿，宣气透邪。

处方：香薷9g，藿香9g，佩兰9g，苍术9g，川朴9g，白芷6g，赤苓12g，生姜3g。

二诊：药后微汗，热势、头痛稍减，仍感胸闷脘痞。大便灼热而烂，体倦，苔黄腻，脉濡数，治以表里双治。

处方：香薷8g，藿佩兰9g，川朴6g，黄芩9g，黄连3g，六一散12g，淡竹叶9g，白通草4g。

三诊：热退，测体温37.2℃，头身轻松，胸闷脘痞得舒，继以清化暑湿。

处方：银花12g，连翘10g，杏仁9g，白蔻仁9g，薏苡仁12g，扁豆9g，六神曲12g，鲜荷叶一角。

继服三剂，告以饮食宜忌，静养伺复。

按：暑以时令之邪，是以辛苦之人，劳溽暑湿之中，夏季外感初起，寒热迭见。《内经》："因于暑，汗，烦则喘喝，静则多言，体若燔炭，汗出而散。"初投"三物香薷饮"，古有香薷"夏月麻黄"之谓。暑多挟湿，故以藿佩、朴夏苓、苍术以化暑湿，病渐入里，以黄芩、黄连清热泻火。六一散、淡竹叶、白通草清心除烦导湿，从而共收宣畅气机、清暑泄热、导湿除烦之效。

2. 夹表痢疾

刘某　女　32岁　1968年6月诊

劳累淋雨，贪食受凉，头痛身楚，四肢困重，憎寒，高热无汗，体温 39.2℃，腹时胀时痛，下利黏冻便十余次，仍感里急。鼻塞恶风，不思饮食，口腻不渴，舌薄红，苔滑腻，脉浮，濡数。

辨证：风寒湿邪，夹表痢疾。

治法：解表救里，逆流挽舟。

处方：羌活 9g，独活 9g，柴胡 9g，前胡 9g，枳壳 6g，桔梗 6g，荆芥 9g，防风 9g，川芎 8g，甘草 6g。

二诊：服药二剂，热退，头痛已减，仍感腹痛、身重，原方法去羌活、独活，加芩、连、白芍进治。

柴胡 9g，前胡 9g，黄芩 9g，黄连 4g，白芍 10g，荆芥 9g，防风 6g，枳壳 9g，桔梗 6g，茯苓 10g，甘草 6g，生姜 3g。

三诊：服汤药之后，腹痛、腹胀已减，大便黏冻渐止。嘱节饮食，慎起居。

按：憎寒高热，无汗恶风，头痛身楚，乃风寒袭表之证。风寒束肺，肺气失宣，热迫大肠，下痢黏冻，劳累雨淋，贪食受凉，湿郁中焦，气机失畅。方中羌活、荆防、川芎疏风散寒解表，柴胡、前胡和肺肝、清郁热，枳壳、桔梗和升降，畅气机，加芩、连清肠中湿热，茯苓、白芍、甘草和里缓急，故表解里气自和。

3. 感冒咳喘，秋燥挟湿

储某　男　61 岁　1970 年 11 月诊

罹患慢性支气管炎 7~8 年，近因不慎劳累，感受风寒，咳嗽恶风，恶寒身痛，发热无汗，喘咳痰白清稀，胸满胁下隐痛，甚则倚息不得卧，舌白滑，脉浮滑数。

辨证：秋湿内伏，新寒外加。

治法：发汗解表，温肺化饮。

处方：炙麻黄 5g，细辛 3g，法半夏 9g，五味子 5g，桂枝 6g，白芍 9g，干姜 5g，甘草 5g，二剂，一剂两煎，每次煎 300 毫升，早晚服。

复诊：药后微汗出后，咳喘已平，寒热已退，感胸闷，咳嗽白痰，以方缓调。

桂枝 9g，茯苓 10g，白术 9g，杏仁 9g，法半夏 9g，甘草 4g，苏子 9g，川朴 6g，生姜三片，大枣三枚。

三诊：咳喘已减。

按：吴鞠通《温病条辨》："秋湿内伏、冬寒外加、脉紧无汗、恶寒身痛、咳喘稀痰、胸满舌白滑……甚则倚息不得卧，腹中微胀，小青龙汤主之。"《内经》："秋伤于湿，冬生咳嗽。"仲景以小青龙汤，辛温甘酸，外发寒而内蠲饮，龙行而火随，故寒可去；龙动而水行，故饮可蠲。方中麻黄、细辛发太阳、少阴之表，细辛、五味子辛散、酸收，助麻黄以平喘，助桂枝以行水，法半夏、甘草、干姜温肺气而和中阳。

4. 小灶性肺炎（邪热迫肺）

朱某　女　6岁　1978 年 3 月诊

初期咳呛，声音嘶哑，咯痰不畅，伴有呼吸气促。今来发热，汗出而热不解，咳嗽气急加剧而喘息，查体温 38.1℃。胸透，右中下肺小片状云雾影。纳谷不佳，呕吐痰涎，舌苔薄白，脉浮滑数。

辨证：邪热迫肺，肺失宣肃。

治法：清热肃肺，化痰平喘。

处方：炙麻黄4g，杏仁8g，石膏（先煎）15g，甘草4g，桔梗3g，川贝母4g，炙枇杷叶6g，布包。

先服两剂，每剂煎200毫升，分早中晚各服一次。

二诊：两剂后热退，咳喘减，防其反复。

处方：炙麻黄3g，杏仁6g，石膏（先煎）12g，甘草4g，桑白皮8g，黄芩6g，连翘8g，川贝母4g，鲜芦根约一尺，剖片入煎（两剂）。

三诊：热退，咳嗽已减，胸透显示肺部雾影消失。

按：表邪不解，化热内犯于肺，肺受热迫，津液外泄，故见汗出而热不解；肺失清肃之职，故气逆咳喘。以麻黄、石膏宣肺清热，麻黄、杏仁宣肺平喘，甘草缓急培土生金，伍桔梗、川贝、枇杷叶降气化痰。

5. 肠炎（热迫下利）

王童　男　7岁　1969年5月诊

感冒3天，曾服感冒药，因贪食受凉，继而发烧（体温38.7℃）。伴腹胀，脐周腹痛，下利稀水且有秽臭，诊高热，嗜睡，喘而汗出时呕恶。舌苔黄偏腻，脉浮数。

辨证：外感时邪，里热下利。

治法：解表清里，消食导滞。

处方：葛根9g，黄芩8g，川连4g，荆防风6g，焦山楂9g，神曲9g，赤苓9g，法半夏6g，莱菔子6g，陈皮6g，甘草4g，两剂，两天服，每次40毫升，日服三次。两日后利止热退。

按：本案表邪未解，里热下利，表里同病，加之伤食贪凉，继而发热、呕吐、喘促、泄泻，风寒邪热迫肺，故喘而汗出，热乘胃肠，食滞壅遏，湿热下利。方中葛根、荆防疏表以解肌热，芩、连直清肠胃之热，参保和丸化滞和中，故肺气降而肠胃清。

6. 病毒性心肌炎（暑热心悸）

宗某　男　32岁　1983年8月诊

发热三天，胸闷，气短，心慌，一年前患心肌炎。刻诊：烦渴多饮，热甚汗出头胀痛，体温39℃，胸中闷窒，泛恶呕逆，面赤肢厥，心悸，夜寐不宁。舌干红，苔薄白，脉浮促。

辨证：暑热伤气，心悸不宁。

治法：清暑益气，生津养心。

处方：竹叶10g，石膏（先煎）15g，人参10g，麦冬10g，甘草9g，制半夏9g，生姜3片，粳米20g，二剂，分三次水煎温服，每日一剂。

二诊：药后热退，身汗渐止，心悸好转能安然入睡，面目见有精神。原方加五味子6g，继服两剂，更以益气、养心、安神之方调之而瘥。

按：夏暑发自阳明，热盛则伤气津，津液外泄，心悸不宁，面赤肢厥，阳热亢极，火极似水，耗损心之阴阳。古人认为“治暑必补气”。吴氏《温病条辨》：“阳明温病，脉浮而促者，减味竹叶石膏汤主之。”方中竹叶、石膏清泄暑热，人参、麦冬、甘草益气养心，姜半夏振奋胃气而止呕逆，生姜通阳，粳米养津，故众多医家用竹叶石膏汤以治暑温，亦每收良效。

7. 细菌性痢疾（湿滞热利）

戴某　男　28岁　1947年9月诊

脐腹作痛，自利滞下不爽，服西药亦未缓解。腹中坠胀欲便，便后仍觉不净，小便短赤，食欲欠佳，舌苔薄腻，脉濡数。

辨证：湿滞脾胃，协热下利。

处方：苍术9g，猪苓10g，茯苓10g，泽泻9g，白芍12g，黄芩9g，陈皮6g，厚朴8g，木香8g，二剂，水煎服。服药二剂，矢气频频，气滞得通，泄利亦止。

按：此案是先父1947至1949年间在吴淞大药房坐堂业医时回忆。患者男性，淞沪患者，思《温病条辨》：自利不爽，欲作滞下，腹中拘急，四苓合芩芍汤。方中四苓散分利水湿，黄芩、芍药泄热和里，苍术、厚朴、木香、陈皮燥脾运湿，清化积滞，亦谓前人急开支河之法。

8. 伤寒病（湿温）

黄某　男　31岁　1965年6月诊

湿温一候，发热，头身俱重，汗出热解，继而复热，神情淡漠，反应迟钝，日晡热甚，脘闷不饥，时时振寒，喜饮热沸之汤，倦卧不语，面色淡白、舌白苔滑腻，脉濡缓。

辨证：湿郁上焦，气失宣通。

治法：宣气化湿，泄热透邪。

处方：藿香9g，佩兰9g，杏仁9g，薏苡仁15g，川朴6g，白蔻仁4g，鸡苏散12包，姜半夏9g，淡竹叶9g，通草4g，水煎服，日三次。

二诊：前方宣气化湿，泄热透邪。今续得微汗，热势较昨略退，邪湿羁留，未能骤解。

处方：杏仁9g，薏苡仁15g，黄芩9g，川连5g，白蔻仁5g，赤苓15g，滑石12g，姜半夏9g，淡竹叶9g，通草4g。

三诊：递进宣气清化，泄热导湿，四肢脊背时觉恶寒，胸痞，舌白苔黄腻。

处方：杏仁9g，薏苡仁15g，姜半夏9g，茯苓10g，白蔻仁3g，川连3g，广郁金9g，射干9g，干姜4g，竹茹9g，橘皮6g，枇杷叶9g，白通草4g。

四诊：湿温两候有余，神情时清时昧，昏昏默默，纳谷不饥，热起而汗出，舌红苔兼黄腻，防其热痰阻窍。

处方：菖蒲6g，广郁金9g，川贝母5g，茯苓10g，黄芩9g，黄连3g，枳实6g，姜半夏9g，杏仁9g，滑石10g，淡竹叶9g，通草4g。

五诊：热退神清，气机得舒，中焦热燥欲滞，脉濡微弦滑，苔黄腻，仍以畅中泄热。

处方：黄芩9g，川连3g，姜半夏9g，甘草3g，生姜10g，制大黄6g，白术9g，竹茹9g，广橘皮6g，六神曲12g，茯苓10g。继以扶中化湿，以泄郁热。

按：本案湿温，湿遏热伏，湿为阴邪，湿与热合，如油入面，缠绵难解。初投藿佩三仁汤，宣气化湿，上宣下导，继则分消上下走泄，如杏仁滑石汤、温胆汤等。薏苡仁、竹叶散清透化湿，湿温湿热闭阻，痰蒙心窍，以菖蒲、郁金、川贝、胆星、天竺黄清心豁痰开窍，甚则至宝丹等，湿踞阳明，以王氏连朴饮、半夏泻心汤，苦寒泄热，辛开苦降。冀湿去热孤，本病治法，总以宣气、流化湿邪、宣透邪热、苦寒燥湿、甘淡利湿，使邪有出路。忌汗、下、润，吴氏云:“汗之则神昏、耳聋，下之则洞泄，润之则病深不解。先贤亦有热重于湿，郁积阳明，可与小承气、枳实导滞等通下泄热救里之急，不必拘泥。”

9. 急性肝炎（邪阻膜原证）

徐某　男　23岁　1981年9月住院

主诉：发热、乏力5天，伴恶心、食欲缺乏、厌油腻，巩膜无明显黄染。入院诊断为病毒性肝炎，9月18日会诊，症起6天，先寒后热，寒则振颤，热则烦渴、胁胀胸闷，汗出气味熏秽，小便短赤，舌苔白，苔质厚腻，脉弦滑。

辨证：暑湿热毒，邪伏膜原。

治法：透达膜原，清化暑湿。

处方：柴胡9g，黄芩9g，草果5g，花槟榔9g，川朴6g，姜半夏9g，赤苓15g，枳壳9g，竹茹9g，茵陈15g，炒山栀9g。

二诊：暑湿先达膜原，冀邪从少阳外达，仍壮热、心烦、呕呃。汗出热势有减，舌苔厚腻，脉弦滑数，邪渐入里，恐成弥漫三焦充斥之势，仿苍术白虎汤、甘露消毒丹加减。

处方：知母9g，石膏18g，苍术9g，茵陈15g，滑石12g，青蒿9g，豆卷9g，白蔻仁3g，山栀9g，黄芩9g，姜半夏9g。

三诊：大热虽退，余韵未清，胸闷痞满，恶心欲吐，小溲短赤，舌苔黄腻，脉弦滑数，恐增变化，继以开泄气机，清通三焦而致开合。

处方：茵陈15g，苍术9g，川连3g，黄芩9g，枳实6g，广郁金9g，赤苓15g，板蓝根15g，干姜4g，竹茹9g，车前子12g。

四诊：中脘痞阻已舒，恶心亦减，热退下午稍寒，大便通行不溏，舌中心仍黄腻，湿热蕴结，仍以宣肝胆之瘀滞，清化湿热。

处方：茵陈15g，苍术9g，赤猪苓各12g，泽泻9g，焦楂曲12g，板蓝根15g，柴胡6g，甘草4g，生姜3片，车前子12g。

按：本案诊断为病毒性肝炎，中医诊断为邪伏膜原证。其病因：先感受暑湿病毒，后为秋冬时令之邪所诱发，且寒热如疟。薛生白说："湿热证，寒热如疟，湿热阻遏膜原，宜柴胡、厚朴、槟榔、草果、藿香、苍术、半夏、干菖蒲、六一散等味。"本病初以达原饮、甘露消毒丹清化暑湿，透达膜原。其热势充斥三焦上下表里，以苍术白虎汤清气分之湿热，再以蒿芩清胆汤清少阳胆经之郁热，后以茵陈四苓汤、栀子柏皮汤清热利湿。

关于膜原，薛氏认为："膜原者，外通肌肉，内近胃腑，即三焦之门户，实一身之半表半里也。"

10. 流行性腮腺炎（痄腮）

钱孩　男　9岁　1966年4月诊

憎寒壮热两天，面赤头痛，耳前耳后肿，咀嚼难张，咽痛，口渴，身热恶风，舌苔薄黄，脉弦数。

辨证：温毒痄腮，风热袭肺，郁结少阳、阳明。

治法：清热解毒，消肿散结。

处方：黄芩 8g，黄连 3g，牛蒡子 8g，元参 8g，柴胡 8g，金银花 12g，板蓝根 12g，僵蚕 8g，马勃 4g，桔梗 4g，升麻 6g，薄荷 4g，甘草 4g。水煎服，每日 1 剂，日服 3 次。

外搽：六神丸 6 粒研细，和醋调搽患部。

二诊：寒热已解，头痛减轻，仍以清热解毒、消肿散瘀。上方去黄连，加制乳没各 3g，继服三剂而瘥。

按：风热受自口鼻，面赤头痛，耳前耳后肿胀，邪郁少阳、阳明。普济消毒饮（李东垣方）记“大头天行，亲戚不相访”。方中芩、连泻心肺之火为君，玄参、陈皮、甘草泻火补肺为臣，银花、连翘、薄荷、鼠粘、马兰根、僵蚕、马勃散肿、消毒定喘为佐，升麻、柴胡散阳明、少阳二经之邪，桔梗为舟楫。李东垣曰：“此邪热客心肺之间，上攻头面为肿，以承气汤泻之，是为诛伐无过，遂处此方，全活甚众。”儿童易患此病，应尽早隔离，防传染流行。

11. 红斑性狼疮（阴阳毒红斑）

王某　女　21 岁　1984 年 5 月诊

红斑性狼疮 4 年，经过多家医院治疗。近 3~4 天来，红斑瘙痒，面部焮热如火，颈部、手背、下肢红斑呈片状如锦纹，发热，肢节身痛如被杖。气短喘促，夜热早凉，起伏不定，心慌神倦，尿有泡沫。舌红，苔薄黄，脉弦数。

辨证：阳毒发斑，风热浸淫。

治法：凉血消风，清热解毒。

处方：升麻 9g，鳖甲 15g，当归 10g，甘草 6g，青蒿 12g，黄芩 9g，荆防风 9g，银花 15g，蝉衣 9g，僵蚕 9g，生地 15g，赤芍 10g，浮萍 12g。三剂，水煎服，一剂煎三次分别服。

二诊：3剂后红斑、红疹已退，低热，四肢关节痛，阴虚风湿之体，仍以益气养阴为主，清血中之风湿。

升麻9g，鳖甲15g，黄芪15g，生地20，丹皮9g，赤芍药10g，知母9g，紫珠草15g，荆防风各6g，赤苓15g，蚕砂10g，当归10g，甘草6g，三剂。

三诊：肝肾阴虚，络脉失和，皮下散瘀点，以方益肾和络，扶正益气。

太子参15g，茯苓12g，白术9g，黄芪15g，生地15，丹皮9g，赤芍药9g，水牛角12g，紫草12g，蚕砂9g，赤豆皮15g，红枣4个。5剂，继服六味地黄丸。

按：红斑狼疮是一种自身免疫性疾病，又称结缔组织过敏性疾病，与家族遗传及免疫缺陷有关。红斑皮疹，常对称于面、颈或肢体，其特征伴毛囊堵塞、结疤和萎缩性变化。《金匮要略》：“阳毒之为病，面赤斑斑如锦纹，咽喉痛，唾脓血……升麻鳖甲汤主之。”方中升麻、甘草清热解毒，鳖甲、当归滋阴散瘀，加荆防、蝉衣、僵蚕消风止痒，生地、赤芍凉血散瘀，银花、黄芩清肺泄热，丹皮泻血中之伏火，青蒿、鳖甲清血分之阴火，故热退而斑清。

12. 白塞病（狐惑病）

田某　女　41岁　1977年5月诊

口腔溃疡一年余，近来发热，恶寒，咽痛，咽干舌尖痛，口唇、咽峡点状溃疡，伴头昏、面烘热、两眼干涩，曾经上级医院诊断为“白塞氏病”。妇科检查显示外阴、宫口颗粒样溃疡，心烦口干，尿赤涩时痛，舌尖红，脉沉细滑数。

辨证：狐惑病，热毒伤阴，湿热蕴结。

治法：清热养阴，清心导湿。

处方：甘草15g，黄芩9g，川连5g，黄柏9g，生地20g，人参15g，半夏9g，生黄芪20g，滑石12g，淡竹叶9g。五剂，每天一剂，分三次煎服。

外洗方：苦参30g，黄柏20g，白矾20g，煎浓汁熏洗。

二诊：发热、咽干、口腔症状好转，夜寐欠佳，甘草泻心合黄连阿胶汤。

甘草15g，黄芩9g，川连3g，太子参15g，石斛10g，生地15g，黄芪15g，茯神12g，阿胶9g（烊化），鸡子黄一个和服，五剂，煎服。

三诊：口腔溃疡日渐愈平，无主要不适，再以方缓调：甘草9g，麦冬10g，石斛10g，黄芪15g，黄芩5g，黄连3g，生地12g，升麻6g，生姜3片，大枣4个，继服20余剂，诸证消失。

按：白塞氏病，众多医家临证检验即《金匮要略》中指的"狐惑病"，《千金方》认为温毒使然，所以状如伤寒；《医宗金鉴》认为狐惑是牙疳、下疳等古名。故《金匮要略》说："狐惑之为病，状如伤寒，默默欲眠，目不得闭，卧起不安。蚀于喉为惑，蚀于阴为狐。不欲饮食，恶闻食臭，其面目乍赤、乍黑、乍白。蚀于上部则声嗄，甘草泻心汤主之。"关于面目乍赤、乍黑、乍白，诸书未能明解。笔者依据临床分析认为：乍赤，阳热犯心；乍黑，阴寒入肾；乍白，肺经受邪、阴阳、寒热、虚实交著。恶闻食臭，湿聚热郁，故用甘草泻心汤：生甘草、人参、黄连生津以泻心火，黄芩清肺火以滋肾水，干姜、半夏、大枣燥湿以和脾胃。加黄芪、生地、石斛、麦冬扶正益气养阴，滑石、竹叶清热导湿，其效更著。

13. 厥阴头痛

徐某　男　38岁　1974年11月6日诊

头痛三年，每遇劳受凉即发，伴有慢性胃炎、形寒、肢冷，常服“祛痛片”则胃痛，服胃药则头痛不减。痛于头顶之处，伴恶心欲吐，精神倦怠。因劳力过度，突感巅顶头痛，烦躁欲死，呕吐痰涎。刻诊：面色晦暗，倦卧不语，四肢厥冷，舌淡苔滑，脉沉细。

辨证：厥阴头痛，阴寒上逆。

治法：温肝通阳，和胃泄浊。

急以吴茱萸汤、当归四逆汤。

处方：吴茱萸6g，干姜6g，党参15g，炙甘草9g，当归10g，细辛3g，木通4g，白芍10g，大枣5枚，二剂，急煎。

二诊：服药两剂，头病立减，四肢温暖，呕吐亦止。

再方：当归10g，炒白芍10g，吴茱萸5g，桂枝9g，细辛3g，党参15g，炙甘草9g，木通3g，生姜3片，大枣5枚。

按：巅顶头痛，寒凝厥阴、浊阴之气，犯肝传胃，呕吐清冷涎沫。临床每多忽视肝厥，阴寒上逆，肝阳头痛，多挟风火，肝阴上逆，多挟水饮。本证以吴茱萸合当归四逆汤，《伤寒论》涉及阳明、少阴、厥阴三经病证，实为辨治之准绳。

14. 肝火头痛

郑某　男　39岁　1976年3月诊

突发头痛如劈，发时欲死，心烦易躁，目胀面红，耳鸣，咽干口苦，胁胀痛，小便短赤，舌边红，苔黄腻，脉弦数。

辨证：肝胆郁火，上冲少阳。

治法：清肝泻火，熄风止痛。

处方：龙胆草 9g，炒柴胡 6g，当归 6g，生地 12g，黄芩 9g，炒山栀 9g，全蝎 3g，僵蚕 10g，石决明先煎 15g，泽泻 12g，车前子 9g，木通 6g，生甘草 6g，三剂，水煎服。

二诊：头痛已减，感头昏耳鸣，再以益肾养肝，熄风潜阳而愈。

《内经》云："诸风掉眩，皆属于肝。"肝火上逆、气滞血壅、扰动经络、抽掣暴痛，投龙肝泻肝汤清肝泻火。叶天士云："气血瘀痹而头痛者，用虫蚁搜逐血络。"方中参以全蝎、僵蚕、川芎搜风止痛，石决明平肝熄风，实为急则治标之法。

15. 高血压头痛

陈某　男　52 岁　1974 年 2 月 11 日诊

高血压病两年，突发头痛、肢麻，下肢活动欠利，查血压 190/110mmHg，头裂痛伴昏厥而入院。

刻诊：面目俱赤，语声重浊，口秽味熏，舌红苔黄腻，脉沉弦。

辨证：胃腑热炽，肝阳化风。

治法：通腑泄浊，清肝熄风。

投以宣白承气汤，参以豁痰通窍。

处方：生大黄 9g，枳实 9g，厚朴 6g，杏仁 9g，全瓜蒌 15g，菖蒲 9g，广郁金 9g，全蝎 4g，僵蚕 9g，甘草 4g，一剂急煎服下。

药后腹中矢气，解出大便褐色伴粪石，恶臭难闻。

二诊（2 月 12 日）神清，头痛顿减，以制大黄 9g，枳实 9g，川朴 6g，元参 10g，生地 15g，石菖蒲 9g，瓜蒌 15g，全蝎 3g，僵蚕 10g，钩藤 12g，后下。

三诊：诸证悉减，神清，四肢活动良好，继以天麻钩藤、杞菊地黄加减调理而出院。

按：高血压头痛，莫如肝火、肝风，动风惊厥，夹痰蒙窍，闭阻络脉，变化最速，头痛如掣，闭阻清窍，血郁热沸，其急可知。投宣白承气汤合镇肝熄风之品，通腑泄浊，泻其痰火，平肝熄风。方中宣白承气泻阳明而安肺金，菖蒲、郁金化痰浊而清心火，全蝎、僵蚕熄肝风而通经窍，元参、生地滋肾水而涵肝木，共奏清脑降压、凉血安神之效。

16. 头风

叶某　男　36 岁　1966 年 6 月 16 日诊

头痛两年余，经多方治疗服药无效，痛势轻重不一，或痛如刀劈，或势若鸡啄，或紧如绳缚，目眼如脱，终日皱眉蹙额，痛苦难言，舌苔白滑，脉弦细。余临证数十载，治此者多人。

处方：制川乌 4.5g，制草乌 4.5g，白芷 15g，僵蚕 15g，甘草 5g。服二帖，头痛若失。上方共研细末，分 14 包，每服 1 包，日二次，间服一个月，数年未发。

按：头风，头痛类型之一种，也是慢性、难治性痛证之一。痛在头上之一侧者为偏头风；痛在前额者，名正头风；痛处隆起有块者，名雷头风。此痛有寒、热、风、火、痰、湿之别，时间有久、暂之分，痛势亦轻重不一。

17. 支气管炎（秋燥咳嗽）

金某　男　15 岁学生　1977 年 9 月 3 日诊

一月前患感冒咳嗽，经服消炎止咳药，咳嗽未见缓解。延至秋季仍咳不止，甚则呛咳气促，咽痒声嘶，胸肋胀痛，夜间咳醒，神疲倦怠。肺为娇脏，不耐寒热，秋令之咳，当宜肃降。舌苔薄，脉浮数。

辨证：风燥伤肺，肺失清肃。

治法：清金止嗽，肃降肺气。

主以：止嗽散。

处方：百部 9g，白前 9g，紫菀 9g，杏蒌仁 9g，桔梗 6g，荆芥 9g，贝母 9g，枳壳 6g，炙杷叶 6g，五剂，煎服。

二诊：咳嗽、咽痒已减，一夜安然入睡，原方加天冬 10g，广橘红 6g，续服 5 剂而愈。

按：四时之气，五脏六腑皆令人咳，秋令金主之气，肺失清宣肃降，咳嗽迭作，投止嗽散。程钟龄《医学心悟》说：本方“温润和平，不寒不热，既无攻击过当之虞，大有启门驱贼之势，是以咳邪易散，肺气安宁，宜其投之有效”。

18. 慢性支气管炎、肺气肿（痰湿犯肺）

任某　女　40 岁　1976 年 5 月 16 日诊

素有咳嗽，气喘，咳痰白沫，胸闷气短，加之感受风寒，即咳嗽喘促，有慢性支气管炎、肺气肿病史，肺虚则咳，肾虚则喘，脾虚湿痰内蕴，余邪未除，乘虚犯肺，咳逆上气，舌淡苔薄白，脉浮滑。

辨证：痰湿犯肺，脾肺气虚。

治法：燥湿化痰，宣降清肺。

处方：制半夏 9g，广橘红 9g，茯苓 10g，白术 9g，甘草 4g，杏红 9g，苏子 9g，紫菀 9g，桑白皮 10g，浙贝母 9g。

五剂，煎服。

复诊，诸症已减，继服 5 剂未复发。

按：本案慢性支气管炎、肺气肿，涵盖中医咳嗽、喘、痰饮等病证，即风寒袭肺，肺气不畅则咳，肺气素虚，上逆而喘，痰湿壅肺，饮食失节，交阻膹郁，遂生痰饮。陆老中医以杏苏二陈、苓桂术甘、苏子降气诸方，融合此裁，得心应手，每获良效。

19. 支气管哮喘（过敏性支气管炎）

王某　男　34 岁　1991 年 3 月诊

久咳三年，发作则息鸣哮喘，干咳无痰，时有痰如线粉不易咯出，咽痒咽干，咳则胸胁牵痛，面红，易感，易寒，易热，时时恶风，咳则汗出，头目昏胀，舌边红，苔薄白或薄黄，脉弦数，金实则鸣，金虚则喘，清泄肺经郁火，以润太阴肺金。

辨证：风邪乘肺，肺失清肃。

治法：清金肃肺，泄风镇咳。

处方：诃子肉 10g，杏仁 9g，乌梅 15g，僵蚕 10g，紫菀 9g，天冬 12g，射干 10g，苏子 9g，桔梗 6g，枳壳 9g，炙枇杷叶 9g，布包，水煎服，5 剂。

二诊：咳喘已平，继服 5 剂，煎服，诸症已减。

按：过敏性支气管炎，属中医哮证、喘证范畴，朱丹溪首创哮喘之名。《医学正传》说“喘以气息言，哮以声响言”。现代医学认为外源性哮喘与某些外界致敏原有关，方中诃子肉、乌梅、僵蚕辛散酸敛以镇咳喘而抗敏，杏仁、射干、苏子宣达肺气，枳壳、桔梗调升降，天冬、紫菀、枇杷叶润肺以化痰。

20. 阻塞性肺气肿（喘厥欲脱）

张某　男　65 岁　1988 年 10 月诊

慢性支气管炎哮喘 7~8 年，劳则气喘，咳痰泡沫半瓷缸余，发时喘如目脱，张口抬肩，头汗淋漓，口唇指甲青紫。胸片：两侧肺纹增多，呈网状改变，右下肺部透亮度增宽，肢冷，脉浮数而芤，舌质紫黯。

辨证：心肾阴阳两虚，喘厥欲脱。

治法：纳气平喘，镇摄固脱。

处方：生晒参 9g，黄芪 20g，山萸肉 15g，细辛 3g，五味子 6g，熟地 15g，龙壮骨、牡蛎各 15g，桃杏仁各 9g，苏子 9g，熟附片 6g，先煎；海浮石 15g，茯冬 15g，干姜 6g，浙贝母 9g，甘草 6g，两剂，先煎一剂，频服。

二诊：结合吸氧、解痉，哮喘已减，气吸渐平，宗原方五剂，四肢转温，诸症悉减。

按：慢性阻塞性肺气肿，肺通气功能障碍，细小支气管阻塞致肺泡膨胀。中医认为：阴阳两虚，喘逆迫促，有将脱之势。肺为气主，肾为气根，故虚喘之本在肺、肾。若肺气不降，肾不摄纳，脾虚水饮痰浊阻肺，皆为成病之因，方以参、芪、熟地、山萸肉、五味子摄纳阴阳之气，桃杏、苏子、细辛宣降肺气，茯苓、干姜、附子、甘草、海浮石温阳化饮，龙牡镇摄固脱。

21. 支气管扩张咯血（肝火犯肺、咯血）

李某　男　25 岁　1986 年 5 月诊

反复咳嗽、咳痰、咯血，儿时患麻疹肺炎，17 岁时突发咳嗽，痰中带血，后每年发作。咳痰泡沫见红，时有鲜血泡沫痰，经多家医院以支气管扩张咯血治疗未效。近年咳剧，频见血丝，多则数口鲜血，时夹痰浊，咯血时心慌心悸，夜不安寐，舌尖心红，苔薄白，脉弦数。

辨证：肝火犯肺，肺络受戕。

治法：清肝润肺，宁络降气。

处方：南沙参 15g，天冬 10g，麦冬 10g，白及 10g，参三七 3g 和服，诃子肉 10g，桑白皮 10g，炒山栀 9g，海浮石 15g，黛蛤散 12g 布包，浙贝母 9g，茜草 9g，旋覆花 6g 包，甘草 4g，5 剂，煎汤温服。

二诊：咯血已止，咳嗽咳痰亦减，继服 10 剂缓调，诸症悉平。

按：内伤情志，或肾阴不足，肝火偏旺，上犯于肺，肺失肃降，肺络受戕，而致咯血。

故以咳血方加减调燮。嗣后年秋，冬服 10 剂，两年未复发。

22. 结核咯血（陈旧性肺结核）

姚老　男　70 岁　1987 年 4 月诊

壮岁患肺结核，曾治愈，平时咳嗽，咳痰气喘，近两年来，每有咯血。胸片示：右上肺陈旧性钙化灶，两肺条索状影。近一周来，夜间咳嗽加重，咯鲜血数口，面色㿠白，胸闷气短，时盗汗，子夜后喉中热涌，呛咳，咯血，怵惕难安，舌红苔剥，脉细微弦。

辨证：肺脾肾亏，肝血失藏。

治法：滋养心肺，摄肾养肝。

处方：西洋参 6g，南沙参 15g，北沙参 15g，天麦冬各 12g，熟地黄 15g，阿胶 9g 烊化，山萸肉 15g，五味子 6g，龟板 9g，龙骨 15g，牡蛎 15g，紫石英 10g，一剂煎浓汁，频服。

复诊：夜间呛咳已减，仍咯血。结核劳伤之体，恐难骤效，嘱其家人取 6~8 岁男子童便和药而服。

三诊：昨服方药，夜间咯血立止。继服三帖，咳减血止。

按：此案证情复杂，老年藏阴内虚，阳动乃溢，每以子夜之后，阴阳交争之时，阳动则络血随气上溢，心主血，脾统血，肝藏血，治节失职，真阴少藏，阳火萌动，木反侮金，咯血频仍。方中西洋参、沙参、天麦冬养阴中之气，熟地、阿胶、龟板胶养血中之阴，山萸肉、五味子纳阳入阴，龙牡安魂定魄，紫石英入心血以固浮越之神气，童便治咳嗽吐血。《本草求真》说：“若救肺却痨，必以童便为优。”近代名医蒲辅周谓：“童便以其咸味走血，治诸血不可缺。”

23. 支气管扩张咯血

陈某　男　27 岁　1988 年 6 月诊

支气管扩张 3 年，咳痰咯血反复发作一月余。咯血时紫夹血块，时鲜红，黄浓痰夹泡沫，头昏胸闷，胁痛，潮热盗汗，心烦不安，舌红，苔薄黄，脉浮数。

辨证：痰热蕴肺，络伤咯血。

治法：清热化痰，化瘀止血。

处方：空沙参 15g，桑白皮 10g，黄芩 9g，杏仁 9g，瓜蒌仁 15g，川贝母 6g，鱼腥草 15g，金荞麦 15g，平地木 15g，花蕊石 9g，参三七 3g，血余炭 12g，鲜芦根尺许（碎煎）。

二诊：咯血大减，咳痰稠黏，仍以清肺化痰，化瘀宁络，防积成肺痈。

元参 10g，桔梗 9g，杏仁 9g，薏苡仁 15g，川贝母 9g，鱼腥草 15g，金荞麦 15g，平地木 15g，花蕊石 9g，三七 3g，血余炭 12g，鲜芦根尺许入煎。

三诊：咳痰转清稀，仍从清肺化痰宁络肃肺。元参 10g，桔梗 9g，杏仁 9g，薏苡仁 15g，象贝母 9g，鱼腥草 15g，金荞麦 15g，桑白皮 10g，黄芩 9g，海浮石 15g，白及 9g，甘草 4g，5 剂，煎服。

按：咳不离乎肺，咯血乃肺络受伤之证。肺气素虚，复感外邪，上犯肺系，清肃失司，阳络伤则血上溢，咳久生痰，痰热壅肺，以济生桔梗汤加金荞麦、鱼腥草化痰清肺。张锡纯化血丹（花蕊石、三七、血余炭）治咯血，理瘀血。

24. 慢性肺心病（痰饮、心悸）

苏某　男　67 岁　1989 年 12 月诊

反复咳痰，胸闷，气短心慌，夜间喘作，不能平卧，咳吐涎沫，背寒肢冷，下肢浮肿。诊断：肺气肿、肺心病。近来心悸加重，小便不利，舌苔白滑，脉沉细滑。

辨证：脾肾阳虚，水饮犯肺。

治法：温阳化饮，益气养心。

处方：葶苈子 15g，苏子 9g，防己 9g，黄芪 18g，桔梗 9g，茯苓 12g，白术 10g，甘草 6g，干姜 6g，大枣 5 枚，两剂，水煎服。

另：麝香保心丸、金匮肾气丸，遵医嘱服。

二诊：服前方顿觉少腹温热气畅，咳痰涎沫减少。阴寒饮邪，非温阳难收全功，上方加党参 15g，熟附子 9g（先煎），减防己、苏子、桔梗，继服3剂。

三诊：药后尿量大增，咳痰喘肿已减，继以金匮肾气方扶阳益气，以化余饮。

党参15g，黄芪15g，熟地15g，山萸肉15g，茯苓15g，泽泻9g，熟附子6g（先煎），肉桂3g，五味子6g，生姜3片，大枣4枚。7剂。

按：痰饮一证，水积为饮，饮凝成痰，其本乃脾肾阳虚，其标为水饮停积，肺气不得肃降。若水气上凌心肺，则心悸而咳；上逆于胃，则气逆而呕；泛溢肌肤则肿，投苓桂术甘、葶苈大枣、防己黄芪，以温阳益气，泻逐水饮，畅达肺脾之气，初步见效。思其阴寒饮邪，非温阳不克全功，往投真武汤，如离照当空，阴霾自散。

25. 冠心病心绞痛（胸痹心痛）

陈某　男　52岁　1984年2月诊

患者既往有冠心病史，时发胸闷、胸痛，心下憋塞不舒，痛作时由心前向胸部放射，左臂发麻，舌木自汗，气短持续约5分钟。近年来服冠心苏合丸，心痛能缓解。近来发作频繁，寐差易感冒，舌质滞暗，兼有瘀斑、舌苔薄白、脉细弦。

辨证：胸痹心痛，气虚血瘀。

治法：益气宣阳，活血通痹。

处方：红参12g，瓜蒌15g，薤白10g，丹参15g，桔梗9g，茯苓12g，姜半夏9g，菖蒲9g，广郁金9g，檀香4g，炙甘草10g，生姜3片，两剂，水煎服。

二诊：胸中塞窒得舒，胸痛心痛亦减，上方加黄芪20g。

三诊：胸闷心痛缓解，诸症悉减，继调服存三十余剂告愈。

按：本案系气虚血瘀，湿浊痰郁，胸阳不展，心脉痹阻，方以参、芪、炙甘草补宗气，瓜蒌、薤白、桂枝通心阳，茯苓、半夏化痰湿，丹参、檀香通气血，菖蒲、郁金畅气机，故痹去痛止。

关于胸痹心痛：金元以降，注家对胸痹证治认识不断丰富，尤其提出真心痛和厥心痛病机与证候。《素问病机气宜保命集·心痛论》中，依据临床病症分为“热厥心痛”“寒厥心痛”，提出“久病无寒而暴痛非热”之说。李东垣“脾胃阴阳升降”的枢纽理论，《丹溪心法》提出“心胃同治”“气血痰郁论”等在胸痹治疗中，对后世影响深远。

关于真心痛和厥心痛之鉴别:《灵枢·厥论》说:“真心痛，手足青至节，心痛甚，旦发夕死，夕发旦死。”厥心痛:《脉经》说:“厥心痛者，乃寒气客于心包络也。”《医学入门》又说:“真心痛者，因内外邪犯心君，一日即死；厥心痛，因内外邪犯心包之络，或它邪犯心之支络。”故前者重，后者轻。

26. 冠心病（胸痹）

李某　女　62岁　1984年4月诊

自述胸闷憋气，眩晕欲仆，恶心烦躁，阵汗，左胸前痛彻背，循腋下臂内麻木。纳减神疲，夜寐善惊，心悸心痛，舌淡苔白腻，脉弦细。

辨证：胸阳不振，痰郁痹阻。

治法：宣痹通阳，宁心化湿。

处方：瓜蒌12g，薤白9g，桂枝9g，丹参15g，茯苓、茯神各10g，枳实9g，竹茹9g，制半夏9g，炙甘草9g，降香4g，3剂，水煎服。

二诊：服药3剂，心痛心悸好转、夜寐欠佳，原方加龙骨、牡蛎15g，炒酸枣仁10g，连服10剂而瘥。

按：清代喻嘉言胸痹证治，颇多启迪，姑录于此，以为按语。喻昌："痹在胸，用瓜蒌薤白半夏汤，治胸痹不得卧，心痛彻背，瓜蒌、薤白、半夏、白酒。按：胸痹之证，人所通患，仲景于《金匮》出十方以治之……盖胸中如太空，其阳气所过，如离照当空，旷然无外，设地气一上，则窒塞有加，故知胸痹者，阳不主事，阴气在上之候也。"又说："后世总不知胸痹为何病……习用白豆蔻、广木香、诃子、三棱、神曲、麦芽等药，坐耗其胸中之阳者，亦相悬矣。"（《医门法律》卷三）。笔者认为，胸痹包括冠心病，而不止冠心病，临床辨证，尤当深思。

27. 心律失常房性早搏（心悸、怔忡）

袁某　女　24岁　1984年5月诊

半月前夜行受惊，其后觉胸闷心悸，惶惶善恐，夜寐常于噩梦惊醒，醒后汗出溱溱，纳寐不安，经当地医院诊断为病毒性心肌炎。心电图：频发房性早搏。来我科诊治：心前区憋闷，头晕心慌，虚烦不宁，倦怠乏力，低热咽干，舌淡红苔薄白，脉虚细而促。

辨证：心悸怔忡，虚邪扰心。

治法：益气养心，安神定悸。

处方：当归10g，川芎9g，黄芪15g，山萸肉15g，五味子6g，生地15g，白术9g，炒枣仁15g，炙甘草10g，龙齿12g先煎，珍珠母20g先煎，丹参15g，琥珀3g冲服。

二诊：连服10剂，胸闷、心悸、梦魇、惊惕均大减，心率 80 次 / 分，早搏 4~6 次 / 分。原方减萸肉、白术，加炙远志 9g、麦冬 10g、太子参 12g，调治匝月，胸闷心悸消失，夜寐神安，诸症悉平。

按：心主血脉，肝主藏血疏泄条达。《薛氏医案》说："肝气通则心气和，肝气滞则心气乏。"本案心悸怔忡因惊而起，复感虚邪，投《证治准绳》"补肝饮"，方中当归、生地、萸肉养肝阴之血，黄芪、白术、炙甘草缓肝气之阳，川芎辛散，五味酸敛，丹参、枣仁、龙齿、珍珠母益心镇摄安神。《灵枢·本神》说："肝藏血，血含魂，肝气虚则恐。"以治肝三法：辛以散之，酸以敛之，甘以缓之。

28. 冠心病心房纤颤（水气凌心）

陈某　女　59 岁　1987 年 8 月诊

冠心病 5 年，两年前查有房颤，常有双下肢浮肿，气短心慌，胸中憋闷，畏寒肢冷，双下肢凹陷性水肿。胸片：左心扩大，主 A 弓突出。心电图：心肌缺血、心房纤颤。尿少便溏，腹胀，寐差，纳少口苦，舌淡紫，脉细促。

辨证：水气凌心，心脉瘀阻。

治法：宁心通阳，利水消瘀。

处方：茯苓、猪苓各 15g，泽泻 12g，白术 15g，紫石英 15g 先煎，丹参 20g，葛根 15g，薤白 9g，桂枝 9g，黄芪 20g，鸡血藤 20g，益母草 20g，甘松 6g，生姜 4 片，3 剂。

二诊：服上方 3 剂，尿次数、尿量增多，浮肿减退，心悸减轻。上方加党参 15g、炙甘草 9g，5 剂。

三诊：心悸、浮肿已减，寐佳，纳增，舌淡苔薄白，脉沉细。

党参 15g，丹参 15g，黄芪 15g，葛根 15g，茯苓 12g，桂枝 6g，白术 9g，川芎 9g，红花 9g，炙甘草 9g。经调治月余，病情基本稳定。

按：冠心病房颤急发时可用西药控制，但永久性房颤不易根除。《素问·痹论》说："脉痹不已，复感于邪，内舍于心。"心阳虚衰，水上凌心所致心悸。金代成无己说："其气虚者，由阳气虚弱，心下空虚，内动而为悸也；其停饮者，水停心下，水既内停，心自不安则为悸也。"《医宗金鉴》谓悸自内惕，悸因中虚，方投苓桂术甘汤、五苓散通阳化气，淡渗利水，丹参、葛根、薤白、鸡血藤、益母草养心活血，行气化瘀，参、芪益气，紫石英、甘松通阳，镇心调律，从而气旺而精生，阳动而水行。

29. 贲门失弛缓症（胃反）

滕某　男　22 岁　1990 年 5 月诊

自诉吞咽困难 3 月余，进食胸中噎塞感，胸痛心下，上脘不舒，朝食暮吐，暮食朝吐，须缓慢进食，甚至不敢进硬性食物。钡餐透视：食道下及贲门口呈漏斗状狭窄。诊断：贲门失弛缓症。寝食难安，形体消瘦，面黄神倦，舌淡，苔薄白，脉弦细。初投丁香启膈饮、吴茱萸汤加减出入，效不显著。窃思《金匮要略》说："心胸中大寒痛，呕不能饮食，腹中寒……大建中汤主之。"又云："脾伤则不磨，朝食暮吐，暮食朝吐，宿谷不化，名曰胃反……胃反呕吐者，大半夏汤主之。"

辨证：胃虚不降，脾弱不升。

治法：温阳散寒，补脾安胃。

方投大建中汤、大半夏汤化裁。

处方：蜀椒6g，干姜6g，红参10g，姜半夏10g，甘草6g，白蜜30g，和服。5剂，水煎服。

二诊：服前方5剂，感胸中窒塞顿舒，呕吐症状好转，腹中温热，矢气便下轻松。前后续服60余剂，诸症好转。

按：贲门失弛缓症是一种相对罕见的原发性运动食管疾病，其特征是食管下括约肌松弛和食管蠕动缺失。由于胃寒不降、脾虚不升、宿食不得消化，则朝食暮吐，暮食朝吐。以大建中汤温阳散寒，使中阳得运。大半夏汤加蜀椒、干姜、半夏温阳和胃，降逆止呕。人参、甘草补脾胃之虚，白蜜补虚润燥，使中气建立，阳气温和，阴寒消散，血脉不滞，则诸症自愈。

30. 胃窦炎癌变倾向（胃脘痛）

张某　男　48岁　1966年3月5日诊

自诉患胃病已经26年，心口疼发胀，脘阻，痛则难忍，经市、县多地医院诊治，未能根治，去年又经医院检查，疑似胃癌初期。最近胃脘痛，泛吐酸水，吃饭呕饭，食入则吐，来我科诊治。

刻诊：中脘部胀痛，呕吐酸水及食物，纳少不运，发作已半月之久，面色淡黄，舌苔白腻，脉来弦滑。

辨证：肝气犯胃，胃失和降。

治法：辛开苦降，温胃和中。

处方：老茱萸5g，黄连3g，干姜5g，姜半夏9g，茯苓12g，白术8g，陈皮8g，炙甘草3g，白蔻仁3g，后下党参10g，姜汁一匙和服，灶心黄土30g，布包。

服上方九剂，腹痛、呕逆已解除，面色转红，精神转佳，食欲增加。

二诊、三诊，仍照上方，调胃和中。

按：罹胃病26年，诚知脾胃之气大伤，脾虚肝胃不和，升降之机失职，郁滞中脘，则胃痛、胃胀、呕吐、吞酸，虚中夹实，肝乘之；实中夹瘀，气郁之。况初病在经，久痛入络，方以吴萸、川连辛开苦降；姜汁、茯苓、半复、白蔻仁化痰，温运中阳之湿浊；参、术、甘草补脾缓中，灶心土温脾燥湿，则阳升阴降，斡旋其中。故吴鞠通说："治中焦如衡，非平不安。"

31. 十二指肠溃疡、胃窦炎（胃脘痛）

李某　男　45岁　1979年5月7日诊

冒脘胀痛已经三年，近来上腹胀痛，呕吐痰涎碗余。X光钡透：十二指肠溃疡、胃窦炎。舌红且满布白腻，脉弦滑。

辨证：湿痰互结，郁而化热。

治法：清胃化痰，健脾燥湿。

处方：党参10g，炙黄芪15g，炙甘草9g，桂枝9g，炒白芍10g，乌贼骨15g，炒苍术9g，炒枳实9g，黄芩9g，黄连3g，4剂，水煎服。

按：胃主受纳，脾主运化，脾虚水湿停滞，中阳不运，郁热痰阻，肝气横逆，胃气不降，则痛剧呕吐痰涎。积聚则生胀满，投黄芪建中汤，加党参、黄芪益气健脾，桂、芍、甘草和里缓急止痛，伍黄芩、黄连，清胃以化痰湿，苍术燥湿健脾，枳实宽中理气，乌贼收敛疗疡，苦甘合化，气运疏通，脾升胃降，则呕吐、胀痛亦除。

32. 迁延性肝炎（肝郁）

薛某　男　41 岁　1976 年 4 月诊

胁胀肋痛 5 月余，谷丙酶反复升高。一年前患肝炎，住院治疗，出院后谷丙酶仍有波动、升高，上级医院检查、诊断为迁延性肝炎，用中药调理。

刻诊：右胁胀痛，头晕目花，神疲纳呆，腰酸乏力，心烦寐差，咽干口燥，小便时黄，舌质红，苔薄白，脉弦细。

辨证：肝肾阴虚，流泄失调。

治法：滋肾涵肝，疏柔养阴。

处方：沙参 12g，麦冬 10g，当归 9g，生地 20g，甘杞子 12g，川楝子 10g，山萸肉 12g，五味子 6g，甘草 9g，白蒺藜 10g，焦麦芽 15g，10 剂。

服上方 10 剂，肝区胀病悉减，饮食倍增，精神情绪好转，感激之情溢于言表；嘱再服 10 剂，经调治月余，复查肝功能基本正常。

按：肝为刚脏，体阴而用阳。肝主疏泄，赖肾水之涵养，其流泄不及，肾阴不足，古称“乙癸同源、肾肝同治”，当以养肝阴、柔肝体、疏肝用。方用一贯煎，以生地、当归、枸杞子滋阴养血、柔肝补肾，沙参、麦冬滋阴清热、清肺平肝。佐川楝子、白蒺藜疏肝而不伤阴，焦麦芽行气开胃。《内经》治肝有三法：辛以散之、酸以敛之、甘以缓之。参以甘草、山萸肉、五味子酸甘化阴，此案为家父治验病例，曾告余：“一贯煎治慢肝，方药对证，其效甚捷。”

33. 胆石症、胆囊炎（胁痛）

刘某某　女　58 岁　1998 年 6 月诊

自觉右胁胀痛，伴心窝部烧心疼痛，反复发作一年余，初以胃病服药治疗。近来脘部胀痛加剧，经 B 超检查，胆囊内大量泥沙样结石光团声影，最大 6mm × 7.7mm，西医诊断为胆囊多发性结石，因畏惧手术，来中医科诊治。

刻诊：胁胀胁痛，脘阻腹胀，嗳气恶心，纳减厌油腻，心烦易躁，口干苦，大便结，小便黄，舌边暗红，苔薄微黄，脉弦。

辨证：肝郁气滞，胆失疏通。

治法：疏肝治胆，溶石化石。

处方：以大柴胡汤、小陷胸汤化裁。

柴胡 9g，黄芩 9g，黄连 9g，瓜蒌 15g，生大黄 9g（后下），半夏 9g，白芍 10g，枳实 9g，金钱草 30g，茵陈 15g，虎杖 15g，焦楂曲各 12g，鸡内金 9g，海金沙 10g，10 剂，一日一剂，分三次水煎服。

嘱服方 5 剂，每天食猪蹄爪一只，后自行淘洗大便，找结石。

二诊：服上方 10 剂，患者发现痰盂内沉淀许多泥沙样细石，其中大小不等黄褐色、灰暗、白色块石 10 余枚。继服 30 余剂，调治两月，复查 B 超，显示胆囊内石影消失，10 年来亦未复发。

按：胆囊炎、胆结石症是临床常见病，由于生活水平提高，高脂、高蛋白类增多，影响体内消化，代谢功能失调，肝的疏泄失常，胆失中清，湿热积聚，郁滞成石（包括胆囊炎、胆固醇结晶）。笔者自 1985 年以来，每年诊治胆石症数百人次，以女性为多，由于疗效显著，形成该地区胆石症专科特色。依据《东医宝鉴》所说："肝之余气，泄于胆，聚而为精。"余认为胆汁的正常分泌，有赖于肝阴（血）的生化，胆汁的贮藏、排泄，受胆气（阳）的疏泄、调节。因此我曾在国内率先提出"论肝辨治胆石症"，以疏肝、清肝、柔肝、养肝、温肝来利胆、化石、排石，排石率达95%以上，选方常以"大柴胡汤、小陷胸汤、三金汤（金钱草、鸡内金、海金沙）、自拟柔肝利胆煎"等辨证施治，溶石、化石，并以茵陈、虎杖、莪术、郁金清热活血利湿，青皮、广皮、木香、枳实、制香附疏肝理气，焦楂曲、莱菔子化食行滞。数十年来，疗效显著。

34. 肝硬化腹水（鼓胀）

张某某　男　53岁　农民　1975年3月诊

腹部胀大三月余，两年前患黄疸型肝炎，经治疗黄疸退，自觉胁胀肋痛、腹胀腹满，饮食减少，两下肢轻度浮肿，诊断为门脉性肝硬化。

刻诊：腹大如釜、青筋显露、形体消疲、胃纳欠佳、四肢乏力、面目黧黑、下肢浮肿、小便短少、舌苔白腻、脉濡细。

辨证：湿浊内阻，脾肾阳虚。

治法：温阳化湿，利水消肿。

处方：黄芪30g，苍白术各9g，茯苓15g，大腹皮12g，广木香9g，川朴9g，草豆蔻6g，鳖甲15g，马鞭草15g，熟附片6g，鸡内金9g，白茅根15g，泽泻10g，5剂，水煎服。

二诊：连服上方10剂，腹胀腹水减轻，小便量增多，四肢浮肿已退，面黄神疲，纳差；原方减川朴、苍术、鳖甲，加茵陈、焦楂曲、麦芽、干姜，健脾温阳利水。

三诊：腹胀腹水已减，精神饮食渐增，舌质暗，苔薄，脉沉弦，治以益气健脾，化瘀利湿。

太子参 15g，丹参 15g，白术 15g，茯苓 15g，黄芪 15g，陈皮 9g，麦芽 15g，茵陈 15g，泽泻 9g，紫河车 10g，鸡内金 9g，白茅根 15g，10 剂。另附：人参鳖甲煎丸、香砂六君丸，以资巩固。

按:《灵枢·水胀篇》载:“鼓胀何如？岐伯曰:腹胀身皆大，大与肤胀等也。色苍黄，腹筋起，此其候也。”由于肝、脾、肾三脏受病，气、血、水瘀结腹内，以致腹部日渐胀大，而成鼓胀。本病实证多以除湿散满，攻逐水邪、虚证，益气健脾，温阳利水，而临床尤以虚实夹杂，或本虚标实、阴阳两虚。若肝肾阴虚，参以益肾柔肝，防其吐血、衄血，如一贯煎、六味地黄丸等。近代名医蒲辅周说：“古今皆知水气病不易治，治法颇多，疗效亦难达到理想。”又说“用峻剂攻水，实为取快一时，愈攻元气愈败，惟扶止祛邪，稳步前进，痊愈者亦不少”，诚为经验之谈。

35. 慢性溃疡性结肠炎（白痢、滞下）

陈某　男　48 岁　干部　1994 年 5 月诊

患者腹泻、便秘交替发作 3 年，1990 年起感左下腹坠胀，发作时腹泻，大便日 4~5 次，黏冻状，平时大便干结呈细条状，伴里急后重，便如粟栗，外加白膜。曾经上级医院乙状结肠镜检查：结肠下段红疹样小点，局部伴溃疡糜烂，肠壁水肿。诊断：非特异溃疡性结肠炎。

刻诊：腹痛腹泻，左腹坠胀，腰酸腹冷，五更欲泄，情绪低落，神疲倦怠，喜热饮，不敢食油腻辛辣，舌淡苔白滑，脉濡细。

辨证：脾肾阳虚，气滞湿郁。

治法：温阳运中，补脾益肾。

处方：真人养脏汤、四神丸化裁。党参15g，白术10g，白芍12g，茯苓12g，补骨脂9g，煨肉果6g，诃子肉10g，广木香6g，熟附子6g（先煎），马齿苋30g，干姜6g，甘草6g，10剂，水煎服。

二诊：投温补脾肾，涩肠固脱，参以行气止泻，药后腹中得舒，泄利次数明显减少。继调两月，泄利已止，大便正常。

按：溃疡性结肠炎属中医“肠澼”“久痢”“脏毒”“赤白痢”“滞下”等范畴。其病多因饮食不节、劳倦过度、湿邪浸淫、精神抑郁等因素，导致脾胃受伤，清气不升，浊气不降，则水反为湿，谷反为滞，日久正虚邪恋，肠中湿毒瘀滞，则形成黏膜水肿、充血、糜烂、溃疡。郁久脾肾阳虚、命门火衰、火不煖土。《张氏医通》说：“五更泄，致肾虚失其闭藏之职。”方以真人养脏汤，《和剂局方》中记载主治脾胃虚寒、久泻久痢、滑脱不禁，腹痛喜温喜按或下痢赤白，或便脓血。《证治准绳》中记四神丸治久泻不愈，或五更泄泻、腰酸肢冷。方中加附子、党参、干姜，理中汤之意。《新修本草》记马齿苋：“主入大肠经，善治湿热下痢及下痢脓血、里急后重等证。”

36. 血小板减少性紫癜（衄血、肌衄）

校某　女　19岁　学生　2012年3月诊

因反复性鼻衄、牙龈出血、皮肤紫癜二年余就诊，曾于

2010年间断出现鼻衄，伴牙龈出血，四肢、腹部出血紫癜，先后经苏州、扬州等医院检查，诊断为血小板减少性紫癜。

刻诊：面色苍白，头晕口干，腰酸乏力，牙龈时有渗血，鼻衄每周2~3次，四肢满布紫癜，精神欠佳，神情忧郁，舌苔薄白，脉沉细。

辨证：血热紫癜，肝脾肾亏。

治法：凉血止血，益气养阴。

处方：生地20g，水牛角20g，紫珠草15g，仙鹤草15g，龟板10g，阿胶9g，侧柏叶15g，丹皮9g，旱莲草15g，太子参15g，黄芪15g，白茅根15g，血余炭12g。10剂，每日一剂，煎服3次。

另：枸杞15g，阿胶6g，黄芪15g，红枣10g，红皮花生30g，红赤豆30g，黑糯米30g，煎稀饭，每天作食。

二诊：治疗2月，鼻衄未作，牙龈出血及紫癜明显减少，并递减，泼尼松等未见反跳现象，继服20余剂。嗣后每月间服10余剂，加服血复康胶囊，血复生，半年后随访已恢复入学。

按：血小板减少、紫癜属自身免疫性疾病，反复皮下出血，血小板减少，为中医“血证”“鼻衄”“齿衄”“肌衄”之范畴，多因精气亏虚、气血不足、血热伤络。肝藏血、脾统血，或气不摄血，肝血不藏，阴虚火旺，故治疗应益气养血，如归脾汤凉血止血，清火散瘀如《千金》犀角地黄汤，或景岳的玉女煎滋肾养阴，清肝如滋水清肝饮、大补阴丸等。

关于止血，仙鹤草、茜草、益母草对消退紫斑、提升血小板有一定疗效。对于鼻衄加白茅根、侧柏、藕节、炒山栀，齿衄加枸杞、元参，便血加地榆、槐花、阿胶等。

37. 急性肾炎（风水）

徐某某　男　14岁　学生　1981年6月诊

一周前，下肢湿疮流水、搔痒，治疗好转，突然头面浮肿、咽痛、恶风，来院门诊。尿常规：蛋白（+++）、红细胞（++）。诊断为急性肾炎。

刻诊：头面浮肿，目如卧蚕，时时恶风，腹皮肤胀，尿少色黄，舌苔薄白，脉浮滑。此风水疮毒归脾。

辨证：风邪犯肺，湿郁三焦。

治法：宣畅肺气，通利三焦。

处方：麻黄5g，杏仁8g，射干9g，白术9g，茯苓12g，泽泻8g，甘草4g，银花12g，连翘9g，赤小豆20g，白茅根15g，3剂。

二诊：服上方3剂，尿量明显增多，浮肿示减，仍以疏风宣肺，清热利湿。

麻黄4g，杏仁8g，薏苡仁12g，苍术8g，黄柏8g，银花12g，连翘9g，茯苓12g，地丁草12g，车前子12g，白茅根12g，泽泻6g。嘱服5剂，面肢浮肿消失，再以健脾益肾，复查尿常规正常。

按：急性肾炎，辨证多属风水、风邪外袭，疮毒入里，肺失宣泄，三焦决渎失职，膀胱气化不利，湿毒泛溢肌肤而为水肿。《内经》有“开鬼门、洁净府”提壶揭盖之法，方以麻黄连翘赤豆饮、越婢加术汤，参以清热解毒、淡渗利湿，遵仲景“腰以上肿，当发汗乃愈”。

38. 血尿、肾囊肿（尿血）

陈某某　女　41岁　2010年5月诊

肉眼血尿10余天，伴腰腹胀痛，初见尿液呈洗肉水样，后现尿色鲜红，时有血块，经当地消炎、止血，效不著。两年前查有肾囊肿、肾盂积水，因惧手术延至于今。B超：左肾内圆形低回声区，边缘光滑，左肾盂积水。尿常现：肉眼血尿，红细胞（++++）。

刻诊：尿血不止、头晕心悸、腰酸乏力，左侧腰肋隐痛，左下肢坠胀。面黄神疲、舌淡红、苔薄白，脉沉细弱。

辨证：肾络受伤，气血亏虚。

治法：益气补肾，止血散瘀。

处方：生黄芪30g，党参30g，枸杞子15g，生地20g，旱莲草15g，花蕊石20g，生地榆18g，龟板9g，黄柏9g，白茅根30g，5剂，煎服。

二诊：服上方5剂，尿血竟止，尿色转清，精神如释重负，气血暗伤，头晕气短，心慌，上方加阿胶10g，当归继服5剂，面色转佳。原方调治月余，诸证悉减，随访一年，尿常规正常。

按：肾囊肿是肾脏不同部位出现单个或多个囊肿性疾病，多与先天遗传有关。血尿多因突发与囊壁血管牵拉破裂，腰痛腹痛与囊肿牵引肾蒂所致。现代对本病缺乏有效的治疗方法。《内经》有“溲血”“溺血”的记载，多因劳倦伤及脾、肾，戕伤肾络则尿血。方中参、芪、归、地补气摄血、养血归经，龟板、黄柏、阿胶、杞子益肾坚阴，花蕊石、生地榆、旱莲草凉血止血，宁络散瘀。《本草纲目》载花蕊石，治一切失血伤损、内漏、目翳。

39. 肾结石（石淋）

胡某某　男　37岁　工人　1999年7月诊

主诉：双侧腰部反复疼痛发作两年，伴排尿不畅一年余。5月份因腰腹部绞痛急诊。查B超：右肾盂可见1.6x1.0cm强光团，左肾下部及输尿管多发性结石，双侧肾盂积水。考虑双肾手术难度较大，要求中医诊治。

刻诊：腰酸腰胀，痛引少腹，小便赤涩，余沥不尽，偶有尿血，表情痛苦，舌尖红，苔黄腻，脉沉细弦。

辨证：下焦湿热，石淋闭阻。

治法：清利下焦，排石通淋。

处方：金钱草30g，石韦15g，冬葵子15g，赤苓15g，莪术9g，怀牛膝15g，生地15g，滑石15g，生黄芪20g，甘草5g，鸡内金10g，车前子20g，海金沙10g（布包）。10剂，水煎服，每日两次，嘱多饮水、多蹦跳。

疗效：服上方3~5剂，小便浑浊，夹有尿血，观痰盂内尽是混浊泥沙；5~10剂，见有米粒，绿豆大小砂粒3~5粒；继服20剂，腰痛立减，腹部轻松，小便通畅；共服40余剂，复查B超，显示双肾积水消失，右肾0.5×0.3cm光团。经调三个月，结石影消失。

按：肾结石，中医为“石淋”“淋证”“腰痛”“尿血”范畴。西医认为，尿液中胶体与晶体平衡失调，钙、磷代谢紊乱，或草酸盐、草酸钙晶体、磷酸钙结晶沉积等。腰为肾府，三焦、膀胱主气化，气化失司，湿热蕴结，煎熬下焦水液，聚而成沙石，湿、热、瘀、虚互而为患，阻道则腰府痛，伤络则血尿。方以排石通淋方（自拟）：金钱草、石韦、冬葵子排石清湿热，鸡内金、海金沙、莪术化石溶石通瘀，赤苓、滑石、车前子利水通淋，怀牛膝活血引药下行，黄芪益气通阳，生地益肾养阴。

40. 乳糜尿（淋浊、膏淋）

姜某某　男　45岁　工人　1969年5月4日诊

尿浊伴尿道涩痛三年，尿白浊淋出如膏脂，遇劳即发。尿检：蛋白（++）、红细胞（+）、白细胞（+）、乙醚试验（阳性）。

刻诊：尿如膏脂，挟有凝块，排尿不畅，头晕耳鸣，腰膝酸软，神疲乏力，阴囊潮湿，舌质暗红，苔薄，脉沉细。

辨证：肾精不固，淋浊下焦。

治法：益肾固摄，清化湿热。

处方：川黄柏9g，知母9g，龟板30g，生熟地各10g，怀山药30g，金樱子15g，芡实15g，土茯苓30g，川贝母9g，川草薢10g，车前子30g，7剂，水煎服。

复诊：服上方7剂，尿浊转清，腰酸亦除；继服14剂，原方减量，加党参、黄芪、菟丝子，一年后随访未复发。

按：乳糜尿指淋巴液回流障碍，内压增高，致使乳糜液通过淋巴道至尿路而进入尿液中。《内经》："诸转反戾，水液浑浊，皆属于热。"《医学正传》："便浊之证，因脾胃湿热下流，渗入膀胱，故使便溲或白或赤而浑浊不清也。"又说"膏淋为病，溺浊如膏"。

本病与肺、脾、肾有关，肺金清肃，则水道通调；脾土健运，以资化源，则升清降浊；下焦肾与膀胱主排泄尿液，故以知、柏，生地、龟板益肾养精以滋下源，参、芪、苓、山药健脾运湿，金樱、芡实固涩，草薢分清，贝母化痰浊，车前清湿热，使清气得升、浊阴得降、淋浊亦除。

41. 乳糜血尿（血淋、膏淋）

仇某某　女　59岁　退休　2013年3月诊

乳糜尿7~8年，发现尿血3个月，平时小便浑浊，夹有凝块。小腹坠胀，尿道涩痛，近3个月来，发现肉眼血尿，诊断为乳糜血尿。

刻诊：头晕心烦，神疲乏力，腰酸膝软，小便涩痛，尿浊尿血，舌尖红，苔薄黄，脉沉细。

辨证：下焦湿热，淋瘀伤络。

治法：凉血化瘀，清热利湿。

处方：射干15g，大、小蓟各15g，生地20g，石韦15g，滑石12g，炒山栀9g，龙胆草6g，川萆薢12g，蒲黄炭12g，仙鹤草15g，生地榆15g，猪苓15g，白茅根15g。

复诊：服上方10剂，血尿已止，小便转清，尿浊亦减，继以上方加减，小便正常。

按：关于乳糜血尿，《医学正传》："原其为病之由，皆膏粱之味、湿热之物，郁遏成痰，致脾土受害乏力，不能运化精微，清浊相混，水道不清，渐成淋闭。"其赤涩者，心与小肠之火，灼扰血络所致，故以小蓟饮子加射干、石韦、山栀、龙胆草清热解毒，地榆、茅根、仙鹤草凉血止血，萆薢、猪苓、滑石分清泄浊。

42. 甲状腺瘤、亚甲炎（瘿瘤）

汤某　女　19岁　学生　2001年7月诊

左颈前侧肿物2月余，约鸽蛋大，随吞咽上下活动，经扬州某医院B超：示肿物约4cm×2.1cm×1.6cm大小低回声影。诊断：甲状腺瘤、亚急性甲状腺炎。

刻诊：左颈喉结肿块滑动，质地偏硬，触之微痛，心悸，怕热，多汗，肋胀胁痛，月经或前或后，舌红苔薄，脉弦细数。

辨证：肝郁气结，痰湿络瘀。

治法：疏肝解郁，软坚散结。

处方：元参15g，生地15g。夏枯草15g，炒柴胡9g，青广皮各9g，生牡蛎30g（先煎），炮山甲6g，莪术9g，浙贝母9g，海藻12g，昆布15g，山慈菇9g，鳖甲15g，10剂，煎服，每日一剂。

复诊：服上方20剂，颈前肿块缩小，质地渐软；继服40剂，肿块以平。随访一年，已进大学读书，一切正常。

按：甲状腺瘤，属中医“瘿瘤”“肉瘤”范畴，《诸病源候论》：“瘿者，由忧患气结所生。”故忧思郁结，肝失调达，木郁化火，风阳伤络，气滞痰凝，血脉瘀阻，循经结于颈部而成肉瘿。

笔者以柴甲莪术汤、海藻玉壶汤化裁，方中元参、生地、夏枯草清肝降火，柴胡、青广皮疏肝理气，贝母、山慈菇、海藻、昆布化痰消瘿，炮山甲、鳖甲、牡蛎软坚散结。由于谨守病机，直达病所，瘿块消除。

43. 精神分裂症（癫狂）

翟某　男　25岁　农民　1969年1月诊

因家庭婚姻刺激，突然喜怒无常，彻夜不眠。2~3天来，语无伦次，奔走怒骂，甚至毁坏物品、攀窗踢门，发作严重时，需壮汉绳缚捆绑。曾服西药，昏昏入睡，继而发作，狂奔哭唱。

刻诊：语无伦次，不避亲疏，时哭时笑，怒骂发凶，答非所问，舌尖暗红，苔黄腻，脉弦滑数。

辨证：气郁痰结，蒙蔽清窍。

治法：解郁清心，豁痰开窍。

处方：生铁落饮。

天冬 15g，麦冬 15g，浙贝母 12g，胆南星 6g，化橘红 8g，远志 8g，石菖蒲 6g，茯苓 10g，、连翘 9g，朱茯神 10g，元参 9g，钩藤 12g，丹参 10g，朱砂 1g 和服，生铁落 120g。

煎法：先以生铁落 120g，取水 800ml 煎至 500m1，然后用铁落汁煎熬中药（上方），煎汤 300~350ml，服下。服后安神静睡，不可惊骇叫醒。一般服 20 剂见效。便秘、痰火扰神，加服礞石滚痰丸。

复诊：服上方 10 剂，病情未大发作，渐至神醒、安宁。继服两剂，精神基本恢复。随访一年后，结婚生子，已如常人。

按：中医认为阳狂、阴癫。癫者，性情颠倒，神志失常；狂者，无所畏惧，妄言乱动。本病初起症状，大半微露痴意，继则发狂，狂久不愈，又转成癫。狂证以泻火祛痰为主，佐以平肝、定志之剂；癫证以养心安神为主，佐以祛痰开郁之剂。

生铁落饮治癫狂症，最早见于《素问·病能论》："帝曰：有病怒狂者，此病安生？……岐伯曰：使之服以生铁洛为饮，夫生铁洛者，下气疾也。"本方出自程钟龄《医学心悟》："凡狂病服药二十余剂而愈者多矣！”方中生铁落、钩藤平肝镇惊，丹参、朱砂、茯苓、茯神、菖蒲、远志定心安神，连翘、元参、天冬、麦冬滋阴降火，浙贝母、胆南星、化橘红祛痰开郁。所以，本方具有清心、平肝、养阴、泻火、安神、定志、祛痰、开郁的作用。

44. 阴茎硬结症（阴茎痰核）

李某某　男　62岁　已婚农民　1986年8月诊

阴茎龟头结节伴痛痒一年余，局部用药等无效，且结节蔓延增大。1985年3月去扬州某医院泌尿外科检查，阴茎外表无畸形，龟头冠状沟上方可见两枚绿豆大小的丘疹状结节，稍隆起，无明显溃疡面，阴茎海绵体处可触及0.5cm×1.0cm条索状硬结，腹股沟淋巴结不肿大。诊断：阴茎硬结症。患者于1986年8月1日来我院中医科求治。

刻诊：龟头结节微红，阴茎背侧触及索状硬块，有触痛、微痒感。小溲赤涩，心烦寐差，面色萎黄，舌质偏红，苔薄黄，脉弦细。

辨证：肝经郁热，痰核结滞。

治法：凉血解毒，消瘀散结。

处方：元参15g，生地15g，夏枯草15g，土茯苓30g，白花蛇舌草15g，龙葵15g，桃仁9g，大贝母9g，昆布15g，生牡蛎30g（先煎），地肤子12g，蛇床子12g。

复诊：服上方5剂，瘙痒消退，触痛减轻，周围结节变软，且较前缩小。15剂后，硬结较原先缩小80%，无触痛感，并告之患者，经常洁净阴部。继服10剂，硬结基本消失。5年来，经随访，一直良好。

按：阴茎硬结病属中医“阴茎痰核”“玉茎疽”范畴,《外科理例》有“阴茎结核大如豆样，劳则肿痛”的论述，为临床少见的病症之一，其病变主要是海绵体白膜与阴茎筋膜之间产生纤维化硬结。笔者依据中医理论：阴茎者，宗筋之所聚，太阳、阳明之所合，为肝经之所绕。故以玄参、生地、桃仁凉血活血，夏枯草、土茯苓、白花蛇舌草、龙葵清热解毒，除湿通络，贝母、昆布、牡蛎以化痰，软坚散结，地肤子、蛇床子消风止痒，从而使本病获愈。

参考文献

1.《黄帝内经素问》，人民卫生出版社，1982年9月第1版。

2.《灵枢经》，人民卫生出版社，1982年3月第1版。

3. 汉·董仲舒:《春秋繁露》，上海古籍出版社，1989年9月第1版。

4.《内经讲义》，上海科学技术出版社，1984年12月第1版。

5. 顾颉刚:《秦汉的方士与儒生》，上海古籍出版社，1983年8月新1版。

6.《中医基础概论》(第1分册)，健康报中医刊授学院编印，1984年8月。

7. 龙伯坚:《黄帝内经概论》，上海科学技术出版社，1980年9月第1版。

8. 清·薛雪:《医经原旨》，上海中医学院出版社，1992年7月第1版。

9. 范文澜:《中国通史简编》修订本第一编，人民出版社，1964年8月第4版。

10. 秦伯未:《内经知要浅解》，人民卫生出版社，1981年1月第1版。

11. 清·尤怡:《医学读书记》，江苏科学技术出版社，1983 年 3 月第 1 版。

12. 清·雷丰:《时病论》，人民卫生出版社，1978 年 3 月第 1 版。

13. 李今庸:《读医心得》，上海科学技术出版社，1982 年 4 月第 1 版。

14. 中医研究院编:《蒲辅周医疗经验》，人民卫生出版社，1976 年 10 月第 1 版。

15.《中医内科学讲义》，上海科学技术出版社，1964 年 1 月第 1 版。

16. 李东垣:《脾胃论》注释，湖南省中医药研究所，人民卫生出版社，1976 年 8 月第 1 版。

17. 明·李仕材:《医宗必读》，上海铸记书局石印，1915 年线装本。

18. 明·张介宾:《张氏景岳全书·传忠录·杂证谟》，清（无年代出版）待考，线装版。

19. 清·吴谦:《医宗金鉴》（上册），人民卫生出版社，1982 年 10 月第 2 版。

20. 成无已:《注解伤寒论》，人民卫生出版社，1978 年 6 月第 1 版。

21. 成无已:《伤寒明理论》，上海科学技术出版社，1980 年 8 月第 1 版。

22. 贾得道:《中国医学史略》，山西人民出版社，1979 年 1 月第 1 版。

23. 陈璧琉:《难经白话解》，人民卫生出版社，1963 年 9

月第1版。

24. 王叔和:《脉经》，人民卫生出版社影印，1982年3月第1版。

25. 北京中医学院:《中医舌诊》，人民卫生出版社，1977年4月第2版。

26. 明·李时珍:《濒湖脉学·奇经八脉考·脉诀考证》，人民卫生出版社，1963年3月第1版。

27. 江笔花:《笔花医镜》，上海科学技术出版社，1958年10月新1版，1980年11月第7次印刷。

28. 明·韩矛:《韩氏医通》，江苏科学技术出版社，1985年7月。

29. 吴坤安:《伤寒指掌》，上海科学技术出版社，1959年8月新1版，1982年6月第4次印刷。

30. 元·王履:《医经溯洄集》，人民卫生出版社影印，1956年9月第1版。

31. 明·喻嘉言:《医门法律》，上海科学技术出版社，1983年5月第2版。

32. 明·虞抟:《医学正传》，人民卫生出版社，1981年12月第1版。

33. 清·叶天士:《增补加批临证指南医案》，1914年上海章福记书局线装版。

34. 明·吴又可:《温疫论》评注，浙江省中医研究所评注，人民卫生出版社出版，1977年8月 第1版。

35. 清·吴鞠通:《温病条辨》，1915年上海铸记书局印，线装版。

36. 王孟英:《温热经纬》，1915 年上海铸记书局印，线装版。

37. 清·柯琴:《伤寒来苏集》，上海科学技术出版社，1978 年 5 月第 1 版。

38. 清·秦之桢:《伤寒大白》，人民卫生出版社，1982 年 2 月第 1 版。

39. 刘渡舟:《伤寒论通俗讲话》，上海科学技术出版社，1980 年 3 月第 1 版。

40. 汉·张仲景述:《金匮要略方论》，人民卫生出版社，1978 年 3 月第 1 版。

41. 清·黄宫绣:《本草求真》，上海科学技术出版社，1979 年 4 月第 1 版。

42.《方剂学·上册》中医刊授教材，健康报振兴中医刊授学院编印，1985 年 7 月。

43. 清·汪昂:《汤头歌诀》，中国书店出版社，1993 年 1 月第 1 版。

44. 张锡纯:《医学衷中参西录》，河北人民出版社，1977 年 11 月第 2 版。

45. 清·程国彭:《医学心悟》，人民卫生出版社影印，1955 年 2 月第 1 版。

46.《张聿青医案》卷一、卷三，戊午江阴吴氏刊行（约 1905 年）。

47. 金·张元素著，任应秋点校:《医学启源》，人民卫生出版社，1978 年 11 月第 1 版。

48. 范永升:《素问玄机原病式新解》，浙江科学技术出版社，1984 年 4 月第 1 版。

49. 清·王泰林:《王旭高医书六种》，上海科学技术出版社，1979 年 3 月第 1 版。

50. 明·孙一奎:《医旨绪余》，江苏科学技术出版社，1983 年 8 月第 1 版。